Wege weg vom Alkohol

ECON Ratgeber

Das Buch

Wenn Sie zum Thema Alkoholsucht Information und Rat für sich selbst oder für einen Angehörigen suchen, wird Ihnen dieses Buch helfen. A. Werner beschreibt, was normales und was problematisches Trinken ist, und gibt Hinweise, ob jemand abhängig ist oder nicht. Aus Werners eigener Erfahrung mit der Sucht können Menschen, die erst am Anfang dieses Weges stehen, Kraft, Mut und Hoffnung schöpfen. Betroffene finden in diesem Buch konkrete Ratschläge, Adressen und Hinweise zu weiterführender Literatur.

Der Autor

A. Werner hat sich nach langer Abhängigkeit mit Unterstützung einer Selbsthilfegruppe von der Alkoholsucht befreit.

A. Werner

Wege weg vom Alkohol

ECON Taschenbuch Verlag

Originalausgabe
6. Auflage 1996

© 1985 by ECON Taschenbuch Verlag GmbH, Düsseldorf
Umschlaggestaltung: Molesch/Niedertubbesing, Bielefeld
Titelabbildung: Init
Die Ratschläge in diesem Buch sind von Autor und Verlag sorgfältig
erwogen und geprüft; dennoch kann eine Garantie nicht übernom-
men werden. Eine Haftung des Autors bzw. des Verlags und seiner
Beauftragten für Personen-, Sach- und Vermögensschäden ist ausge-
schlossen.
Lektorat: Cornelia Richter
Gesetzt aus der Stone Serif und der Syntax
Satz: HEVO GmbH, Dortmund
Druck und Bindearbeiten: Ebner Ulm
Printed in Germany
ISBN 3-612-20539-0

Inhalt

Einleitung 9

**Alkohol – zwischen Genuß, Mißbrauch und
Abhängigkeit – Wo stehen Sie?** 18

Normales Trinken von alkoholischen Getränken 20
Problematisches Trinken 23
   Erleichterungstrinken 25
   Problemtrinken 27
   »Besoffen vor Glück« 28
   »Alkohol ist Medizin« 29
   Trinken, um Kontakt zu finden 32
   Das Trinken aus Geselligkeit 34
   Alkoholmißbrauch 37
   Zusammenfassung 43

Abhängiges, krankhaftes Trinken 43
   Alkoholismus ist eine Krankheit 76
   Ausreden und Entschuldigungen 81
   »Ich trinke keine harten Sachen.« 83
   »Ich bin noch keinem aufgefallen.« 83
   *»Ich geh' nicht in die Kneipe –
   ich trinke doch nur zu Hause.«* 85
   »Ich arbeite regelmäßig.« 85
   »Ich trinke nur am Wochenende.« –

»Ich trinke oft tagelang nichts.« –
»Ich trinke weniger als früher.« –
»Ich trinke kontrolliert.« 86
Warum gerade ich 87
Zusammenfassung 92

Wege weg vom Alkohol 93
Ich bin abhängig – Wie kann ich von meiner Sucht
loskommen? 93
Die falschen Wege: Kontrolliert trinken –
weniger trinken – die Abhängigkeitsstufe erhalten . . . 96
Der Weg zum Trockenwerden 99
 Der körperliche Entzug – die Entgiftung 102
 Der seelische Entzug – die Entwöhnung 106
 Sie müssen nur für sich selbst vom Alkohol
 wegkommen wollen 116
 Sie schaffen es nicht allein 119
 Zusammenfassung 122

Wo findet man Hilfen beim Trockenwerden? 123
 Der ambulante Arzt 125
 Suchtberatungsstellen 130
 Entziehungskuren 134
 Selbsthilfegruppen 140
 Zusammenfassung 148

Der Weg der Anonymen Alkoholiker 149
 Das erste Glas stehenlassen! 165
 24 Stunden – heute – jetzt! 166
 Geduld! 167
 Das Wichtigste zuerst! 168
 Etwas für sich selbst tun! 168
 Zusammenfassung 170

Ihr ganz persönlicher Weg – weg vom Alkohol   170
   Technische Hilfen zum Trockenbleiben   176
   Der Umgang mit anderen Menschen
   in der ersten Zeit des Trockenwerdens   181
   Die Phasen des Trockenwerdens   186
   Nüchtern leben ist nicht leicht!   198
   Das Versprechen der Nüchternheit   205
   Zusammenfassung   214

Was kann man als Angehöriger tun?   215

Adressen, Anlaufstellen, Informationsmaterial   231

Literatur   235

Vorwort zur 5. Auflage

Als ich vor fast zehn Jahren dieses Buch plante, war ich selbst noch gar nicht allzulange weg vom Alkohol. »Schreib dein Buch bald«, haben mir Freunde geraten, »dann ist die Chance am größten, daß du den richtigen Ton triffst, um Leute anzusprechen, die ganz am Anfang ihres Weges stehen.«

Die Verkaufszahlen dieses Buchs und die Resonanz der Leserinnen und Leser haben ihnen recht gegeben. Deshalb habe ich auch an dieser Neuauflage – außer einigen Aktualisierungen von Namen und Adressen – nichts verändert.

Erst jetzt kann ich aber richtig einschätzen, wie wichtig die Hilfen waren, die mir langjährig trockene Alkoholiker beim Entstehen dieses Buchs gegeben haben.

Für diese Hilfen möchte ich mich im nachhinein bedanken.

September 1994   A. Werner

Einleitung

Sie lesen gerade den Anfang eines Buchs mit dem Titel »Wege weg vom Alkohol«. Ich weiß nicht, in welcher Situation Sie sich befinden. Möglicherweise stehen Sie vor dem Regal im Buchhandel, in der Leihbücherei oder bei Freunden oder Bekannten. Vielleicht haben Sie sich dieses Buch aber auch schon gekauft. Ich kann mir sehr unterschiedliche Gründe dafür denken, weshalb Sie etwas zu diesem Thema wissen wollen:

Weil Sie jemanden kennen, der Probleme mit dem Alkohol hat, oder weil Sie selbst Ihr Trinkverhalten ändern möchten, erhoffen Sie sich Rat und Hilfe.

Sie sollten wissen: Dieser Ratgeber wendet sich vor allem an Betroffene, also an Menschen, die sich selbst vor den gesundheitlichen Schäden schützen wollen, die durch Alkoholmißbrauch und Alkoholabhängigkeit an Körper und Seele entstehen. Aber dieser Ratgeber kann auch der richtige Lesestoff für Sie sein, wenn Sie sich darüber informieren wollen, wie Sie jemand anderem helfen können, sein Trinkproblem zu lösen.

Vielleicht trifft eine der folgenden Beschreibungen so auf Sie zu, daß es mir gelingt, Sie persönlich anzusprechen.

1) Sie haben im Laufe der Zeit festgestellt, daß Sie Proble-

me im Umgang mit Alkohol haben. Die vielen Hinweise in Zeitungen, Illustrierten, im Radio, im Fernsehen und in Büchern auf die Gefahren von Alkoholmißbrauch erschrecken Sie. Vielleicht haben Sie sich schon einmal heimlich gefragt, ob Sie alkoholabhängig sein könnten. Sie haben schon öfter versucht, weniger zu trinken oder völlig alkoholfrei zu leben, aber das hat meist nicht sehr lange geklappt. Nun suchen Sie für sich persönlich Rat und Hilfe, denn Sie haben den ehrlichen Wunsch, nicht mehr so häufig und so stark »benebelt« zu sein, wie es in letzter Zeit der Fall war.

Wenn Sie mit dieser Einstellung an das Lesen dieses Ratgebers gehen, dann können Sie fast sicher sein, daß Ihnen – früher oder später – die Informationen, die Sie hier finden, helfen werden, Ihre persönlichen Wege weg vom Alkohol zu finden.

Wenn Sie weiterlesen wollen, habe ich eine Bitte: Lesen Sie dieses Buch nur, wenn Sie *nichts* Alkoholisches getrunken haben – auch kein einziges Glas Bier, kein Schnäpschen, kein Glas Wein.

Sie wissen von sich selbst, daß Alkohol die Art und Weise beeinflußt, wie Sie Dinge beurteilen: Vielleicht sehen Sie alles optimistischer als sonst, vielleicht sind Sie auch geneigt, nach etwas Alkohol alles viel pessimistischer und kritischer zu sehen. Diese Wirkungen treten, auch wenn Sie sie nicht verspüren, schon nach dem ersten Glas ein. Seien Sie also ehrlich zu sich selbst, und lesen Sie nur, wenn Sie völlig nüchtern sind.

Das sind die Ziele dieses Buches:

● Es will Ihnen helfen, sich eine eigene Meinung darüber zu bilden, was normales und was problematisches Trinken ist.

- Sie erhalten klare Hinweise darauf, ob Sie alkoholabhängig oder abhängigkeitsgefährdet sind.
- Sie können sich intensiv mit den landläufigen Vorstellungen darüber auseinandersetzen, wie Alkoholmißbrauch, Alkoholgefährdung und Alkoholabhängigkeit zu stoppen sei (»weniger trinken« – »keine harten Sachen mehr« – »kontrolliert trinken« – »reine Willenssache«).
- Sie erhalten Ratschläge, wie Sie selbst Ihre Wege weg vom Alkohol finden können; vor allem finden Sie Hinweise auf Gruppen und Institutionen, die Ihnen dabei helfen können.
- Sie bekommen Tips, wie man es schafft, längere Zeit ohne Alkohol auszukommen, wie man Rückfälle vermeidet und wie man sich dabei auch noch wohl fühlt.
- Sie sollen sich gründlich mit den Hoffnungen auseinandersetzen, die Sie in ein nüchternes Leben setzen, und diese Hoffnungen realistisch einschätzen lernen.

2) Möglicherweise interessiert Sie dieses Buch aber überhaupt nicht: Ihr Partner, ein Freund, ein Bekannter, ein Arbeitskollege oder vielleicht sogar Ihr Vorgesetzter hat Ihnen dieses Buch in die Hand gedrückt: »Ich denke, du hast Probleme mit dem Trinken – setz dich doch mal damit auseinander!« – »Lies das mal, und sei mir nicht böse – glaub mir, ich will dir nur helfen.« – »Sie sollten sich einmal ernsthaft mit Ihrem Trinkverhalten beschäftigen. So geht es nicht mehr weiter.«

Wahrscheinlich haben Sie dann nur wenig Neigung, das Buch bis zum Ende zu lesen. Vermutlich werden Sie mißmutig darin herumblättern und es bald in die hinterste Ecke Ihres Regals legen (oder es in den Mülleimer werfen). Das ist Ihr gutes Recht; aber ich möchte Ihnen ganz klar sagen: Wenn sich andere Sorgen um die Art und Weise machen, wie Sie mit Alkohol umgehen, dann beweist das mit Sicherheit, daß mit Ihrem Trinken etwas nicht stimmt, denn um jemanden, der normal trinkt, macht sich keiner Gedanken. Wenn man Sie aber auf Ihr Trinkverhalten anspricht und Ihnen jetzt sogar diesen Ratgeber gegeben hat, dann können Sie mit Sicherheit daraus schließen, daß Sie diesem Menschen nicht gleichgültig sind, sondern daß er etwas für Sie übrig hat und daß er Ihnen tatsächlich helfen will.

Wenn Sie es schaffen, diese ehrliche Sorge anzuerkennen, dann sollten Sie vielleicht doch weiterlesen. Vielleicht finden Sie doch noch Hinweise, die Ihnen etwas Neues sagen können.

3) Vielleicht haben Sie selbst aber gar keine Probleme mit dem Alkohol. Sie wollen vielmehr jemand anderem helfen, dessen Trinkproblem Sie erkannt haben: das kann Ihr Lebenspartner sein, jemand von Ihren Eltern, Ihre Kinder, ein Freund, eine Freundin, ein Kollege oder der Chef.

Lassen Sie sich bitte beim Lesen nicht davon stören, daß ich im Text meist nur den Betroffenen – den Alkoholgefährdeten oder Alkoholabhängigen – anrede. Alkoholprobleme stellen sich aus der Sicht von Betroffenen und aus der Sicht von Angehörigen des Betroffenen sehr, sehr unterschiedlich dar. Deshalb müssen Sie etwas die Fähigkeit entwickeln, zwischen den Zeilen zu lesen.

Versuchen Sie jeweils herauszufinden, ob Ihnen die dargestellten Gedankengänge einleuchten. Versuchen

Sie dann einzuschätzen, ob derjenige, an den Sie denken, wohl diesen Gedankengängen auch folgen würde. Sie werden feststellen: Manches, was Ihnen völlig logisch erscheint, wird vom Trinkenden mit großer Wahrscheinlichkeit abgewehrt werden. Auf der anderen Seite werden Sie Dinge beschrieben finden, die Ihnen völlig unverständlich sind, weil Sie selbst nicht abhängig sind: zum Beispiel die Darstellung des Kontrollverlusts und des zwanghaften Trinkens. Weil diese verschiedenen Sichtweisen nicht zur Deckung gebracht werden können, werden Sie in diesem Buch vor allem etwas über den alkoholabhängigen Menschen erfahren. Sie werden lesen und vielleicht akzeptieren können, daß Alkoholismus eine Krankheit ist. Sie werden erfahren, welche Wege für den Betroffenen möglich sind, um von seiner Krankheit loszukommen. Sie werden vielleicht in Zukunft Ausreden, Ausflüchte, Heimlichkeiten, Lügen und Ablenkungsmanöver Ihres Angehörigen, Freundes oder Kollegen besser erkennen können und nicht mehr darauf hereinfallen.

Vielleicht hilft Ihnen dieses Buch auch, in Zukunft nicht mehr in sinnloser Weise auf den Trinkenden einzugehen: durch Verstecken von Alkohol, durch das Besorgen von kleinen Tagesrationen, durch Drohungen, durch Betteln oder durch Mittrinken, durch das Decken von Fehlern und Versagen, durch die Übernahme von Verantwortung für die Folgen des Trinkens.

Eine harte Erkenntnis wird für Sie am Ende stehen: die Erkenntnis Ihrer eigenen Hilflosigkeit. Was in diesem Buch vielleicht logisch, einleuchtend und sofort überzeugend klingen mag – die Notwendigkeit für den Abhängigen, völlig vom Alkohol loszukommen –, das ist in der Praxis nur möglich, wenn der Betroffene es selbst will.

Kein anderer Mensch – kein geliebter Partner, kein Suchtberater, kein drohender Chef und kein bittender Freund kann denjenigen, der Probleme mit dem Trinken hat, vom Trinken dauerhaft abhalten. Deshalb haben Sie, als Angehöriger oder Mitbetroffener, praktisch keine Chance, etwas für den Abhängigen zu tun – bis auf eines: Da abhängiges Trinken immer auch die nächsten Angehörigen betrifft, ihr Verhalten beeinflußt, sie in ihrem seelischen Leben verändert und mit krank macht, deshalb müssen Sie selbst etwas für sich tun. Daß sich der Angehörige aber nicht mehr um seine Sucht und sein Trinkverhalten kümmert, sondern um das eigene Wohlbefinden, hat manchen Abhängigen schon rechtzeitig zu seinem Tiefpunkt – zur Einsicht gebracht.

Überlegungen speziell für die Angehörigen von Leuten, die Probleme mit dem Alkohol haben, finden Sie im vorletzten Kapitel. Um diese Überlegungen verstehen zu können, sollten Sie aber alle vorherigen auch gelesen haben.

Welches Recht und welche Kompetenz habe ich, Ihnen in diesem Bereich Ratschläge vermitteln zu wollen? Ich arbeite seit etlichen Jahren mit verhaltensgestörten und lernbehinderten Kindern und Jugendlichen. In den Lebensläufen dieser Kinder stoße ich immer wieder auf die Alkoholproblematik im Elternhaus. Um die völlige Hilflosigkeit, die man als Pädagoge gegenüber den verzweifelten und schlimmen Lebenssituationen in solchen Fällen hat, etwas zu vermindern, habe ich schon seit langem Artikel und Informationen über Alkoholmißbrauch und Abhängigkeit mit großem Interesse gelesen. Alkoholismus war aber für mich immer Ausfluß von Armut, von unverschuldetem oder verschuldetem sozialen Elend – ein Problem der Gettos, der Asyle. So erlebte ich es in meinem Beruf. Ich selbst trank auch viel. Als sich eines Tages – langsam und unmerklich – wichtige Umstände meines Lebens zu verändern begannen und mir vermeintlich sicherer Boden unter den Füßen wegglitt, wurde dann mein eigener Umgang mit Alkohol immer problematischer. Bald stellte ich insgeheim fest: Auch mein Trinken war nicht mehr zu steuern – es war abhängiges, krankes Trinken.

Vom ersten Moment an, als ich mir gegenüber zugegeben hatte, Alkoholiker zu sein, bis zu dem Moment, in dem ich meinen Weg weg vom Alkohol gefunden habe, dauerte es drei Jahre. Das ist wenig, und ich bin heute dankbar für das Glück, das ich hatte: Weil ich viele wichtige Informationen über Alkohol schon besaß, bevor meine völlige Abhängigkeit eintrat, und weil mich die Beobachtung des Elends der Alkoholkrankheit sehr schnell an meinen Tiefpunkt brachte, an dem ich unter gar keinen Umständen mehr trinken wollte, habe ich schneller als viele andere abspringen können.

Heute weiß ich, und ich beobachte, daß Probleme mit dem Alkohol nicht nur in Gettos vorkommen. Man trifft sie – in annähernd gleichem Ausmaß – auch in den sogenannten »guten« und »besten« Kreisen.

Weil die Fülle der Informationen über Alkohol in allen Medien in den letzten Jahren sehr zugenommen hat, stellen sich mehr Leute als früher schon ziemlich zeitig die Frage: Bin ich abhängig?

Für diese Leute, die Probleme mit dem Alkohol haben, aber sich noch nicht um wesentliche Teile ihrer Ehrlichkeit, ihrer Selbstkritik und ihres Lebensmuts getrunken haben, und für ihre Angehörigen, die durch einen Trinker in der

Familie noch nicht völlig zerstört und hilflos sind, habe ich diesen Ratgeber geschrieben.

Dies ist kein wissenschaftliches Werk. Sie werden keine Diskussion der verschiedenen Alkoholismustheorien finden. Ich habe nichts über den Hintergrund der verschiedenen Therapieansätze geschrieben. Sie werden vergeblich nach Statistiken suchen, in denen Gesundheitsschädigungen, Alkoholtote und Verkehrs- und Arbeitsunfälle unter Alkoholeinfluß aufgelistet sind. All dieses ist weitgehend bekannt.

Selbst wenn Sie aber keine Ahnung vom ungefähren Ausmaß der persönlichen und gesellschaftlichen Schäden durch Alkoholmißbrauch haben, ist das nicht schlimm. Denn Ihren persönlichen Weg weg vom Alkohol würden Sie sowieso nicht finden, weil die Anzahl der Verkehrstoten Sie entsetzt. Diese Wege finden Sie nur, wenn Sie selbst sich Ihres eigenen Trinkverhaltens (oder desjenigen Ihres Partners) überdrüssig sind. Deshalb werden Sie auch weniger Berichte von schlimmen und schlimmsten Fällen von Trunksucht finden, sondern Beschreibungen der banalen, alltäglichen, oft sogar noch unauffälligen, aber belastenden Trinkerei.

Ich habe ein Pseudonym gewählt – meinen Vornamen –, weil ich Mitglied der Anonymen Alkoholiker bin. Das, was ich hier schreibe, deckt sich aber in manchen Teilen nicht mit der Meinung, die die Anonymen Alkoholiker in ihren Broschüren und Büchern vertreten.

Was ich schreibe, entspricht dem, was man in weiten Teilen der Medizin, der Psychologie und Psychotherapie über das Auftreten, die Erscheinungsformen und die Behandlung krankhaften Trinkens weiß und behauptet.

Selbstverständlich gibt es, wie überall, auch Gegenmeinungen, die etwas ganz anderes behaupten und völlig andere Wege einschlagen – aber sie sind in einer verschwindenden Minderheit.

August 1985   A. Werner

Alkohol – zwischen Genuß, Mißbrauch und Abhängigkeit – Wo stehen Sie?

Sie haben Probleme mit dem Trinken alkoholischer Getränke. Ihr Trinkverhalten macht Ihnen Sorgen: Sie trinken zu viel und schaffen es nicht, gute Vorsätze zu verwirklichen. Vielleicht verhalten Sie sich unter dem Einfluß von Alkohol anders, als Sie es sich im nüchternen Zustand wünschen, und Sie schämen sich am folgenden Tag manchmal für das, was Sie am Abend vorher getan haben. Oder umgekehrt: Vieles, was Sie tun wollen, ist Ihnen nur möglich, wenn Sie etwas getrunken haben, zum Beispiel jemanden ansprechen, lustig sein, jemandem gründlich die Meinung sagen. Sie wünschen sich insgeheim, auch im nüchternen Zustand so ungehemmt und gelöst zu sein, wie Sie sich mit Hilfe des Alkohols vorkommen.

Möglicherweise haben Sie schon einmal den Mut gefunden, jemanden, dem Sie vertrauen, zu fragen, was er von Ihrem Trinken hält. »Sagen Sie mal ehrlich – halten Sie mich für einen Alkoholiker?«

Wenn Sie diese Frage an einen erfahrenen Arzt oder einen erfahrenen Suchttherapeuten richten, dann können Sie nur eine einzige Antwort erwarten: »Das kann ich Ihnen nicht sagen – das müssen Sie selbst entscheiden!«

Tatsächlich liegen das gewohnheitsmäßige Trinken, der Alkoholmißbrauch und die Abhängigkeit so eng beisammen, daß jemand anderes als der Betroffene selbst keine sichere Aussage über den Grad der Abhängigkeit machen kann, wenn nicht schon das Stadium des chronischen Alkoholismus erreicht ist, in dem der Zwang zum Trinken für jedermann offenbar wird.

Alkoholismus und auch Alkoholmißbrauch lassen sich leider nicht einfach durch einen körperlichen oder psychologischen Test feststellen. Auch der, der schlechte Leberwerte hat, ist nicht zwangsläufig alkoholabhängig, und jemand, der mit besten Werten eine körperliche Gesamtuntersuchung verläßt, kann trotzdem süchtiger Trinker sein. Wenn Sie nicht gerade schon ein Delirium hatten, wenn Sie nicht gerade schon mehrere Entgiftungen im Krankenhaus hinter sich haben – dann ist Ihr eigenes Urteil, Ihre eigene Meinung der sicherste Maßstab dafür, wo Sie im Bereich Alkohol zwischen den Punkten Genuß, Mißbrauch und Abhängigkeit stehen. Der sicherste Maßstab – das bedeutet: Wenn Sie für sich selbst zur Meinung gelangen, alkoholabhängig zu sein, dann haben Sie aller Erfahrung nach recht, auch wenn andere Ihnen diese Überzeugung auszureden versuchen; umgekehrt dürfen Sie allerdings nicht aus Ihrer Meinung, nicht abhängig zu sein, schließen, daß Sie damit hundertprozentig richtig liegen.

Setzen Sie sich deshalb mit den folgenden Kapiteln einmal gründlich auseinander, bevor Sie weitere Überlegungen anstellen, was Sie in bezug auf Ihr eigenes Trinken unternehmen wollen.

Das normale Trinken von Alkohol – das in unserer Gesellschaft sehr selten ist! – wird im 1. Kapitel beschrieben. Im 2. Kapitel folgt die Darstellung weitverbreiteter, problematischer Trinkweisen; Sie sollten sehr genau überlegen, wo Sie sich wiedererkennen können. Das 3. Kapitel schließlich fordert Ihre Ehrlichkeit und Selbsterkenntnis heraus. Es werden die Kennzeichen krankhaften, abhängigen Trinkens beschrieben und die Ausreden betrachtet, die man üblicherweise sich selbst und anderen gegenüber gebraucht, um vor der Erkenntnis auszuweichen: Auch ich könnte einer von etwa 2-3 Millionen Bundesbürgern sein, die alkoholkrank geworden sind.

Normales Trinken von alkoholischen Getränken

Bier, Wein, Likör, Schnaps, Rum, Weinbrand, Branntwein – diese alkoholischen Getränke sind, wenn man den Großteil der Werbung zum Maßstab nehmen würde, reine Genußmittel, gedacht für Leute, die Geschmack finden an einem guten Tropfen.*

Genußmittel – das bedeutet: eine Leckerei, etwas außergewöhnlich Gutes, etwas, was einem mehr als die üblichen alltäglichen Nahrungsmittel und Getränke schmeckt. Dagegen, daß sich Lebensfreude und Lebensgenuß auch darin ausdrücken, daß man etwas besonders Gutes ißt und trinkt, ist nichts einzuwenden. Im Vergleich zu anderen Genußmitteln und zu anderen besonders guten Sachen tritt bei den alkoholischen Getränken ein Problem auf: der Alkohol, der als fester und untrennbarer Bestandteil in unterschiedlich hohem Ausmaß seine Wirkung entfaltet – die Wirkung eines Arzneimittels oder (mit dem alten Wort) einer Droge.

»Opium, Morphium, Chloralhydrat und andere Narko-

---

* Außer den genannten Getränken können auch Malzbier (bis zu 2 Promille), »alkoholfreies Bier« (etwa 0,5 Promille) und Kefir (unter 0,5 Promille) Alkohol enthalten

tika sind durch Gesetz in die Apotheke verbannt… Der Alkohol nimmt in der Welt eine bessere Stellung ein; dennoch gehört auch er, wie die Arzneimittellehre feststellt, zu der gleichen Gruppe«, schrieb Georg Asmussen, der Gründer des deutschen Guttemplerordens.

Ob es sinnvoll wäre, den Alkohol ebenfalls in die Apotheke zu verbannen, sei dahingestellt: Die Erfahrungen in den Vereinigten Staaten von Amerika während der Zeit des Alkoholverbots (der Prohibition) sprechen deutlich dagegen.

Außerdem gibt es mit Kaffee, Tee, Zigaretten, Zigarren und Tabak auch noch andere Genußmittel, die einen wirksamen Arzneimittelbestandteil haben (Koffein, Nikotin). Machen wir uns aber klar, daß alkoholische Getränke eine Droge enthalten – ein Arzneimittel. Die Wirkung dieses Arzneimittels kann ziemlich genau und nüchtern beschrieben werden:

Alkohol gleicht in seiner Wirkung den Barbituraten (auf deutsch: Schlafmittel), aber auch den Benzodiazepin-Derivaten (zu deutsch: den angst- und spannungslösenden Mitteln). Er wirkt entweder beruhigend und einschläfernd oder aber aufmunternd.

Alkohol kann helfen, Angst zu überwinden, Hemmungen zu vergessen, Spannungen, Minderwertigkeitsgefühle und Furcht zu verringern und Freude zu verstärken. Das alles bewirkt er aber nicht direkt, sondern ausschließlich über den Abbau von Hemmungen.

Wer alkoholische Getränke wegen des Geschmacks genießt, der nimmt die Wirkung der Droge Alkohol dabei (mehr oder weniger absichtlich) in Kauf.

Überlegen Sie sich einmal folgende Vorstellung: Sie essen gerne Schokolade. Eines Tages bringt eine Firma eine Schokolade auf den Markt, die bei weitem an Geschmack und Genuß alles übertrifft, was bisher da war.

Einen kleinen Nachteil hat die Angelegenheit allerdings: Bei der Herstellung dieser Schokolade fällt ein Wirkstoff an, der dazu beiträgt, daß Sie nach einigen Stücken etwas müde werden; wenn Sie eine halbe oder gar eine ganze Tafel aufgegessen haben, dann wird Ihre Hemmung im Umgang mit anderen Leuten gemindert, und es kommt schon einmal vor, daß Sie etwas ausfallend werden und Dinge sagen und tun, die Sie hinterher am liebsten wieder zurücknehmen möchten.

Wie würden Sie sich diesem Genußmittel gegenüber verhalten (es schmeckt, ich betone es noch einmal, wirklich unübertrefflich gut)? Ich denke: Sie essen ab und zu ein oder zwei Stückchen. Falls Sie müde werden, finden Sie das unangenehm, und Sie hören sofort mit dem Verzehr auf. Übertragen Sie dieses Verhalten auf die alkoholischen Getränke, dann haben Sie das, was man vernünftigerweise unter einem normalen Trinken verstehen muß: Man genießt das alkoholische Getränk in kleinen Mengen, und man beendet diesen Genuß, sobald man die ersten Wirkungen der Droge Alkohol verspürt.

Sie schütteln jetzt den Kopf und wenden ein: »Normal ist das, was die meisten tun – und die meisten trinken anders!« Im letzten Teil kann ich Ihnen zustimmen. Das normale Genußtrinken ist sehr, sehr selten. Den ersten Teil Ihrer Aussage kann ich gut verstehen: Ich konnte früher beim besten Willen nicht begreifen, wie es jemand schaffen konnte, ein halbes Glas Wein stehenzulassen. »Ich fühle mich jetzt schon müde« – das empfand ich als faule Ausrede, und ich versuchte, den anderen zu überreden: »Na – den einen Schluck – der bringt's doch auch nicht.« Wer so wenig trank, war für mich ein Sonderling.

Daß ich zufällig mit mehreren Leuten zusammenkam,

die allesamt normal tranken, und daß in dieser Gesellschaft mein ständiger Trinkwunsch deutlicher und auffälliger als sonst war – das bedeutete für mich einen wichtigen Schritt hin zu der Anregung, mein eigenes Trinkverhalten einmal genauer zu betrachten. Ich war entsetzt, als ich erkennen mußte, daß es eine Reihe unterschiedlicher Arten gibt, in problematischer Weise mit Alkohol umzugehen – und in fast jeder dieser Umgangsweisen konnte ich mich wiederfinden.

Problematisches Trinken

Es gibt eine Fülle von Lebenssituationen, in denen ein Mensch in Schwierigkeiten kommen kann: Er kann mit sich selbst nicht mehr klarkommen, Hemmungen, Ängste, Furcht, Komplexe, unerfüllbare Wünsche haben, er kann Schwierigkeiten mit seiner Umwelt haben, sich mit dem Partner nicht verstehen, durch seine Kinder überfordert sein, mit engsten Verwandten in ständigem Konflikt leben, er kann am Arbeitsplatz überfordert oder unterfordert sein, in einem Beruf stecken, der ihm keine Freude macht, mit Kollegen, Vorgesetzten und Gesprächspartnern Probleme haben, er kann arbeitslos sein und keine Perspektive für sich sehen, er kann schließlich durch das gesamte gesellschaftliche Umfeld irritiert und geängstigt sein – durch die Umweltzerstörung, durch den Rüstungswahnsinn, durch Ungerechtigkeit und Elend in der Welt.
Auch im Angesicht dieser Vielzahl von Möglichkeiten, die einen persönlich befriedigenden Lebenslauf stören oder gar zerstören können, gilt jedoch die Aussage:

Das Dümmste, was man bei Problemen und Belastungen tun kann, ist es, sich einem nüchternen Umgang mit Konflikten und Problemen dadurch zu entziehen, daß man seine eigene Erlebnisweise auf chemische Weise verändert (durch Alkohol oder Drogen).

Vernünftig ist es demgegenüber, sich seinen Problemen und Belastungen zu stellen und dabei die mitmenschliche Hilfe anderer in Anspruch zu nehmen, sooft es nötig ist und geht. Die Möglichkeit, mit belastenden Situationen aktiv-verändernd oder geduldig-ertragend fertig zu werden, ohne Alkohol, Drogen und Arzneimittel zu nehmen, steckt in jedem Menschen – wenn sie verschüttet ist, kann sie wiederentdeckt werden.

Grundsätzlich sind Situationen wie Arbeitsbelastung, Partnerschaftskonflikte, Scheidung, Tod von geliebten Personen, unglückliche Kindheit und vieles andere mehr kein Grund – und schon gar kein zwingender Grund – dafür, in Zukunft mit dem Leben nicht mehr fertig werden zu können.

Immer ist das Trinken alkoholischer Getränke problematisch, wenn es wegen der Wirkung geschieht, die der Alkohol erreichen soll. Problematisches Trinken liegt immer dann vor, wenn man dadurch seine Erlebnisweise verändern will.

Die verschiedenen Bereiche, die dabei unterschieden werden können, sollen nun im einzelnen betrachtet werden.[*]

---

[*] Es gibt selbstverständlich auch andere – ausführlichere oder knappere Gruppierungsmöglichkeiten bei der Betrachtung von problematischem Umgang mit Alkohol.

Erleichterungstrinken

Wenn Sie· in die Kategorie des »Erleichterungstrinkers« gehören, dann fällt Ihnen eigentlich der Umgang mit den alltäglichen Anforderungen des Lebens gar nicht übermäßig schwer. Wenn Sie beschreiben sollten, welche besonderen Probleme und Sorgen Sie zur Zeit drükken, dann würde Ihnen das vielleicht schwerfallen. Selbstverständlich haben Sie Sorgen um die Familie, selbstverständlich bekommen Sie in Ihrem Beruf Ihr Geld nicht fürs Nichtstun, und Ihr Job strengt Sie ganz schön an – aber sonst ist alles in Ordnung.

Allerdings haben Sie irgendwann einmal – das kann schon lange her sein – die Erfahrung gemacht, daß Ihnen die alltäglichen Aufgaben noch etwas leichter als normal von der Hand gehen, wenn Sie ab und zu mal ein Gläschen trinken. Die Arbeit nach der Mittagspause geht gleich mit völlig anderem Schwung von der Hand, wenn Sie sich in der Kantine ein Bierchen genehmigt haben. Oder: Die verdammte Bügelwäsche für die ganze Familie läßt sich mit einem kleinen Gläschen Wein doch gleich mit anderem Schwung erledigen.

Wenn Sie etwas erschöpft sind, aber sich eigentlich keine Ruhepause leisten können, dann möbelt ein Schluck Sie wieder so richtig auf, und Sie kommen über Ihre Müdigkeit hinweg.

Natürlich würden Sie das schwierige Gespräch mit Ihrem Vermieter (oder Mieter) auch führen können, ohne daß Sie etwas getrunken haben. Aber ein kleiner Schluck vorher gibt doch noch etwas mehr Mut, nun endlich die entscheidenden Forderungen zu stellen.

Bevor Sie sich an eine ungeliebte, aber unaufschiebbare Arbeit im Haus begeben (tapezieren, Gardinen wa-

schen, Jalousien putzen, Garten jäten), gönnen Sie sich
einen – etwas Freude muß der Mensch ja haben!

Als Erleichterungstrinker weichen Sie den völlig normalen Belastungen und Anforderungen der Umwelt immer ein wenig aus. Der Alkohol macht Ihnen Ihre
Welt, die doch eigentlich ganz normal und in Ordnung
ist, noch ein bißchen angenehmer. Es kann gut sein,
daß Sie das Gefühl haben, eigentlich ständig beschwingt und fröhlich durch die Welt zu gehen – so
wohl ist Ihnen. Sie sind ein fröhlicher, lustiger Kumpel –
Ihnen will eigentlich keiner was, und die meisten mögen Sie gern. Wenn das nicht der Fall ist: Bei einem
Gläschen kann man viele Dinge viel schneller erledigen!

Wenn Sie sich erst einmal ans Erleichterungstrinken ge-
wöhnt haben, dann passiert etwas Merkwürdiges: Sie
kommen nicht mehr ohne die gewohnten Schlucke
aus. Alltägliche Belastungen erscheinen Ihnen nach einiger Zeit wie tonnenschwere Probleme, falls Sie keine
Möglichkeit haben, etwas zu trinken.

Außerdem fehlt Ihnen mehr und mehr ein wichtiger
Erlebnisbereich: die Befriedigung, Arbeit geleistet zu haben, die Befriedigung, etwas gut gemacht zu haben, die
Befriedigung, aus eigener Kraft Probleme gelöst zu haben. Sie freuen sich nicht mehr am prima tapezier-
ten Zimmer, am sauber gejäteten und geharkten Garten – denn mit Hilfe des Alkohols haben Sie ja nur,
leicht und beschwingt, eine lästige Arbeit erledigt –, fertig damit! Wenn Sie das Problem mit Ihrem Vermieter
(oder Mieter) gelöst haben, nagt trotzdem die Unruhe
an Ihnen, ob Sie das auch ohne den entscheidenden
Schluck vorher geschafft hätten. Zufrieden und unbe-
sorgt können Sie jedenfalls nicht an die Lösung weite-
rer Probleme gehen.

Der Erleichterungstrinker färbt seine Welt rosarot. Er verzichtet auf die Möglichkeit, sich in seinem normalen Leben unbetäubt mit allen Höhen und Tiefen zu verwirklichen, er wählt die gleichmachende Schönfärberei.

Problemtrinken

Wenn Sie zur Kategorie der »Problemtrinker« gehören, dann stellen Sie sich den normalen Aufgaben Ihres privaten und beruflichen Lebens mit Ihrer ganzen Energie und Tatkraft – solange alles gut geht.

Wenn aber Schwierigkeiten auftauchen, greifen Sie zur Flasche. Am Anfang sind es meist ganz erhebliche Schwierigkeiten, die den Problemtrinker veranlassen können, sich zu betäuben: Kündigung – dauernde berufliche Überlastung – enormer Ärger am Arbeitsplatz – schwere Probleme in der Partnerschaft – Tod eines geliebten Menschen. Wer einmal gelernt hat, daß er seine Sorgen, seinen Kummer und seine Belastungen eine Weile vergessen kann, wenn er durch den Einfluß von Alkohol seine Spannungen etwas löst oder sich beim Trinken großer Mengen völlig betäubt, der wird sich immer wieder so verhalten, wenn Probleme auf ihn zukommen. Er wird das auch dann tun, wenn die Probleme später nicht mehr so erheblich sind. Dabei verliert er mehr und mehr die entscheidende Fähigkeit, ein Problem aktiv anzugehen und zu lösen, und sei es noch so klein. Außerdem verliert er die Fähigkeit, normale menschliche Gefühle, wie Trauer, Sorge, Kummer, Ärger, auszuhalten und seelisch zu verarbeiten. Diese Fähigkeit ist aber unbedingt notwendig für die seelisch-geistige Reifung, der auch der erwachsene Mensch unterliegt.

Der Problemtrinker wird in seiner Haltung gegenüber Belastungen im Laufe der Zeit wieder mehr und mehr zum Kind: Er kann nur ein Leben ertragen, das genauso läuft, wie er es sich vorstellt. Sobald er eine Abweichung feststellt, tröstet er sich – mit der Flasche.

»Besoffen vor Glück«

Das Problemtrinken ist ziemlich verpönt – trotz des Liedes »Schütt' die Sorgen in ein Gläschen Wein«. Wer seinen Kummer ersäuft, gilt irgendwie als Weichling, er ist kein ganzer Kerl.

Auch bei Beerdigungen ist deshalb Alkohol weitgehend verpönt. Die Betäubung der Hinterbliebenen geschieht meist durch Psychopharmaka, und ich kenne Ärzte, die den engsten Angehörigen nach Überbringung einer Todesnachricht automatisch eine Beruhigungsspritze verpassen; was davon zu halten ist, haben Sie im Abschnitt »Problemtrinken« gelesen.

Bei allen anderen Familienfeiern, bei allen möglichen festlichen und freudigen Ereignissen dagegen spielt Alkohol eine riesige Rolle. Er hat die Aufgabe, alles noch ein bißchen schöner zu machen. Tatsächlich ist das ja *eine* Wirkung von Alkohol: Er kann Freude verstärken. Aber über welchen Mechanismus geschieht das? Über den Abbau von Hemmungen!!

Der Stellenwert von Alkohol zur Steigerung von Freude bei allen möglichen Festlichkeiten wirft ein beschämendes Licht auf unsere Gesellschaft: Was für Menschen sind das, die durch ihre Umwelt so geformt wurden, daß eine Droge ihnen Hemmungen nehmen muß, damit sie sich richtig freuen können?

Sich über etwas richtig zu freuen und dabei noch nüchtern zu bleiben – das haben die meisten nicht gelernt.

Überschäumende Gefühle sind nur unter Alkoholeinfluß möglich. Folgerichtig trinken die meisten so viel, daß aus Freude Katzenjammer wird: Als ich vor einigen Jahren die Nachricht erhielt, daß mein erstes Buch gedruckt und veröffentlicht wird, habe ich als erstes eine Flasche Sekt geleert. Was danach kam, weiß ich nicht mehr genau. Aber ich war erst am darauffolgenden Tag wieder fähig, all diejenigen anzurufen, die sich vielleicht mit mir gefreut hätten. Schon länger hatte ich mir vorgenommen, nach der Geburt des ersten Kindes nichts mehr zu trinken. Nach der wunderschönen Geburt eines kleinen, gesunden Jungen, nach dem tiefen, aufwühlenden, intensiven Erlebnis, das mit allem verbunden war, kam ich nach Hause und prostete mir selbst zu. Am nächsten Tag ging es mir so schlecht wie lange zuvor nicht mehr.

Meine eigenen Erlebnisse in diesem Bereich haben mir den Blick geschärft: Eine Menge Leute in Erfolgssituationen, dann, wenn sie glücklich sein könnten, gestatten es sich nicht, ihr Glück voll auszukosten und auszuleben. Sie trinken sich – vermeintlich aus Freude – wieder so weit auf den Boden der Tatsachen herunter, daß die Gefühle bald das übliche Mittelmaß erreichen.

»Alkohol ist Medizin«

»Alkohol ist ein Arzneimittel« – wurde gesagt. Was spricht dagegen, ihn auch so zu verwenden? Wenn Sie »Alkohol als Medizin« verwenden, dann trinken Sie bei manchen kleinen Unpäßlichkeiten ein Gläschen; vielleicht, wenn Ihnen schwindlig ist, um Ihren Kreislauf wieder in Ordnung zu bringen, vielleicht, wenn Sie sich den Magen verdorben haben oder um Verdauungsproblemen nach gutem und reichlichem Essen vorzubeugen, vielleicht, um mit einem heißen Grog oder Glühwein eine Grippe auszuschwitzen. Besonders begierig werden Sie vielleicht die Artikel lesen, die ab und zu in den Zeitungen auftauchen: Alkohol in Maßen sei nicht nur nicht schädlich, sondern sogar gesundheitsfördernd. Wer regelmäßig trinkt, lebe länger, leide weniger an Herzkrankheiten usw.

Gefährlich und problematisch ist hier vor allem die Vermengung der »medizinischen« Einnahme von Alkohol mit der Einnahme von alkoholischen Getränken als Genußmittel. Ähnliche Probleme, wie Sie sie vielleicht haben, treten auf, wenn Kinder einen besonders leckeren Hustensaft verordnet bekommen: Sie wollen dann mehr und mehr davon, mehr, als medizinisch sinnvoll und erlaubt ist.

Auch Sie selbst müßten, wenn Sie Alkohol zu medizinischen Zwecken zu trinken behaupten, ehrlicherweise grundsätzlich auf Alkohol verzichten, wenn Sie nicht krank sind. Außerdem müßten Sie – ähnlich wie Sie es mit Tabletten tun – Ihren Alkohol genau dosiert und regelmäßig zur gleichen Zeit zu sich nehmen, wenn Sie damit etwas kurieren wollen.

Geben Sie aber ruhig zu: Aus dem einen Schnäpschen zur Verdauung werden oft genug zwei oder gar drei, weil man aus Geselligkeit weitertrinkt. Wenn ein Glas Grog gegen Erkältung hilft – helfen dann zwei Glas nicht noch besser? Wenn täglich ein Glas Wein ein längeres Leben und Schutz vor Herzkrankheiten verspricht – können dann zwei Glas schaden? Wenn Alkohol bei Krankheiten hilft – muß er nicht in gesunden Zeiten ebenso nützlich sein?

Solche Überlegungen, die sich fast zwangsläufig aus der Anwendung des Genußmittels als Medizin ergeben, führen meist ziemlich schnell dazu, den eigenen Umgang mit Alkohol immer lockerer zu sehen.

Selbstverständlich gibt es Argumente gegen solche Warnungen: Sicher kennen Sie irgendeinen Menschen, der bis zu seinem Tod im hohen Alter täglich morgens zwei Gläschen Schnaps für den Kreislauf trank – nie mehr und nie weniger.

Sicher gibt es Völker, bei denen alkoholische Getränke regelmäßig zu jeder Mahlzeit gehören, ohne daß die Mißbrauchsrate dort höher ist als bei uns, und Sie können zu Recht behaupten, daß manche Krankheiten dort seltener sind.

Doch wenn Sie selbst in diesem Sinn Alkohol als Lebenselixier zu sich nehmen könnten, würden Sie dann Probleme mit Ihrem Trinken haben? Einzelfälle in unserem Umkreis und die Sitten anderer Völker, die ja in einem völlig anderen sozialen und kulturellen Rahmen eingebettet sind, haben für uns keine Bedeutung – sie sind nicht übertragbar. (Es gibt und gab Völker, in denen Rauschmittel wie Haschisch, Marihuana oder sogar Opiate in einem Ausmaß konsumiert wurden, der mit unserem Alkoholkonsum vergleichbar ist. Trotzdem würden Sie wohl nicht im Ernst verlangen wollen, Opiate und Haschischkonsum auch in unserer Gesellschaft freizugeben, bloß, weil es außer Frage steht, daß es einige Menschen gibt, die auch dies beherrschen, ohne süchtig zu werden.)

Das Trinken von Alkohol als Medizin hat oft noch einen anderen, allgemein wenig beachteten Stellenwert: Menschen, die an schweren chronischen, vor allem schmerzhaften Krankheiten oder Behinderungen leiden, greifen manchmal mit dem Argument zur Flasche: »Anders kann ich die Schmerzen nicht aushalten.« – »Mein Leben ist so schwer, der Alkohol vertreibt mir meine trüben Gedanken.« – »Trinken ist das einzige, was ich noch kann. Soll ich mir diese Freude auch nicht mehr gönnen dürfen?«

Hier wird die Krankheit zur Ausrede fürs Problemtrinken: Man trinkt sich die Sorgen weg, man macht sich das Leben leichter, man kann einmal allen Kummer vergessen, den man tagtäglich und bis ans Lebensende hat. Ich habe Menschen erlebt, die Alkohol trinken, weil sie die Krankheit eines anderen nicht ertragen: Der Kummer um das behinderte Kind wird betäubt, die ständigen Sorgen um den Elternteil, der zu einem Pflegefall geworden ist, werden mit Alkohol weggespült.

Hier – wie immer dann, wenn Alkohol wegen seiner Wirkung getrunken wird – gilt: Der Einsatz einer Droge als Ersatz für aktive Lebensbewältigung mag kurzfristig helfen. Auf Dauer verhindert er sinnvolle Problemlösungen und menschlich-reifes Ertragen. Er macht im allgemeinen alles noch schlimmer, als es vorher war.

Trinken, um Kontakt zu finden

Es gibt eine ganze Reihe von Menschen, die Kontaktschwierigkeiten haben. Manche von ihnen ziehen sich im allgemeinen sehr zurück, bewegen sich kaum über ihr privates Umfeld hinaus und meiden Gespräche und Kontakte mit anderen Menschen, wo es nur geht. Dabei fühlen sie sich persönlich vielleicht nicht einmal unzufrieden, auch wenn ihr Verhalten im Grunde nicht normal ist.

Andere aber leiden unter ihrer Situation: Sie versuchen, trotz ihrer Schwierigkeiten Freundschaften aufzubauen, Bekannte zu finden und Beziehungen zu knüpfen und aufrechtzuerhalten. Für sie kann Alkohol ein wichtiges Mittel bei der Anbahnung von Beziehungen sein. Die

Wirkung der Droge Alkohol, Hemmungen abzubauen und Minderwertigkeitsgefühle sowie die Furcht vor Versagen zu verringern, lassen ihn geradezu als ideales Mittel gegen leichtere Kontaktstörungen erscheinen.

Das Problem ist, daß der Alkohol nur so lange wirkt, wie er in ausreichenden Mengen im Blut ist. Wer ihn als Mittel zur Anbahnung von Kontakten ansieht, steht nach einiger Zeit vor den gleichen Problemen, die er im nüchternen Zustand hat: Er fühlt sich wieder gehemmt, er hat Angst, etwas Falsches zu sagen, er sorgt sich, nicht für voll genommen zu werden. Es ist nur logisch, daß es ihm naheliegt, sich deshalb in ähnlichen Situationen wieder gleich zu verhalten: Ein wenig Alkohol – schon läuft die Sache! Man fühlt sich beschwingt, fröhlich, ungehemmt, man findet plötzlich die richtigen Worte, man fühlt sich als ganzer Mensch – wie umgewandelt!

Der Mensch mit Kontaktschwierigkeiten – ob er nun leichtere Hemmungen hat oder schon recht schwer gestört ist – braucht aber keine vorübergehende Umwandlung, wie sie der Alkohol bietet. Um sein Leben jetzt und in Zukunft besser und zufriedenstellender meistern zu können, benötigt er grundlegende Hilfe: eine Änderung seiner Verhaltensweisen im nüchternen Zustand. Weil dies in aller Regel, bei entsprechenden Hilfen, ohne Schwierigkeiten möglich ist, kann er auf die Hilfe des Alkohols verzichten.

Falls Sie selbst zu dieser Kategorie gehören, sollten Sie sich übrigens für alle Fälle auch klarmachen, daß es gerade bei etwas gehemmten Menschen anderen auffällt, wenn getrunken wurde. Gerade, wenn es um entscheidende Kontakte geht, könnte der Alkohol Ihnen deshalb eher hinderlich sein: Oft genug zieht der andere aus der Tatsache, daß Sie trinken, um ungehemmt und gelöst zu sein, genau die richtigen Schlüsse – daß Sie ein sonst gehemmter, komplexbeladener Mensch sein könnten, der nicht so recht weiß, wie er sich im Umgang mit anderen zu verhalten hat.

Das Trinken aus Geselligkeit

Eng verwandt mit dem Trinken, um Kontakt zu bekommen, ist das Trinken aus Geselligkeit.

Erheblich mehr als noch vor 20 oder 30 Jahren ist es heute Sitte, bei allen möglichen Gelegenheiten alkoholische Getränke anzubieten: bei Festen und Feiern sowieso, aber auch bei Einweihungen, Jubiläen, als Abschluß nach einem gemeinsamen Kaffeetrinken, zum und nach dem gemeinsamen Essen mit Freunden, Bekannten und Geschäftsfreunden, zur Besiegelung von Geschäftsabschlüssen und Verträgen, als Begrüßung, zum Abschied... kurzum: Alkohol begegnet dem erwachsenen Menschen täglich, vor allem, wenn er eine größere Anzahl von Kontakten hat und im Berufsleben steht.

Alkohol steht ihm nicht nur als ein Getränk unter vielen zur Verfügung, sondern wird oft direkt in erster Linie angeboten. Um andere, alkoholfreie Getränke muß man oft extra bitten. Falls sie vorhanden sind, bieten sie oft keine echte Alternative: Mineralwasser, zuckersüßer und künstlich schmeckender Orangen- oder Apfelsaft oder Cola-Getränke sind oft die einzigen Ausweichmöglichkeiten. In Lokalen, Gaststätten und Restaurants sind alkoholfreie Getränke in der Regel außerdem noch unverschämt teuer. In welchem Ausmaß Sie im alltäglichen Leben zum Alkoholtrinken aufgefordert werden, ist je nach Ihrem Lebensbereich unterschiedlich: Es gibt Berufe und Arbeitsfelder, bei denen Alkohol praktisch zum Alltag gehört; dazu gehören vor allem die Bauberufe, die Berufe im Gaststätten- und Hotelgewerbe, aber auch die selbständigen Berufe und die Vertreterberufe.

Andererseits gibt es Umfelder, in denen einem Alkohol fast nie begegnet.

Eine wichtige Rolle für den privaten Bereich spielen die Freunde, Bekannten und Verwandten, mit denen Sie verkehren, außerdem die Art und Weise der Freizeit, die Sie in Gruppen verbringen. Kegelclubs, Schützenvereine und Parteiveranstaltungen enden oft mit hohem Alkoholkonsum. Falls Sie Leistungssport mit echtem Aufbautraining oder Fortbildungsveranstaltungen, Diskussionsabende und ähnliches besuchen, sind Sie vor dem Kontakt mit Alkohol etwas geschützter.

Zum Alkoholtrinken in geselliger Runde wird man in aller Regel zuerst sanft aufgefordert. Wenn man keine große Bereitschaft zeigt, folgt eine sanfte Nötigung. Besonders wenn edlere Getränke angeboten werden, zum Beispiel gute Weine, edle Spirituosen und hochwertige Weinbrände, wird es oftmals geradezu zum Freundschaftsbeweis, vom Angebotenen wenigstens etwas zu kosten. Wer nichts trinkt, wird nicht selten sanftem Spott ausgesetzt. »Nanu, hat deine Frau jetzt schon soviel über dich zu bestimmen?« – »Lang ruhig zu, dein Mann sieht's heute ja doch nicht.« – »Wie – du trinkst Wässerchen? Willst uns wohl alle überleben!« – »Also, ich weiß nicht – meinen Sie wirklich, einen Vertrag dieser Größenordnung mit Orangensaft besiegeln zu können?« – »Ich will ja wohl nicht hoffen, daß Sie jetzt unter die Abstinenzler gegangen sind!«

Im Verlauf einer Geselligkeit wird die Menge des getrunkenen Alkohols oft zum Gradmesser des Wohlwollens, das man angeblich gegenüber dem Gastgeber hat.

»Wie, Sie wollen nichts mehr? Schmeckt's Ihnen nicht? Das ist wirklich eine gute Lage! Ich hab aber auch noch einen trockenen Rosé – also entscheiden Sie sich doch, bitte.« – »Letztes Mal bei Schmitz, da haben Sie aber viel mehr zugelangt. Sie wollen doch nicht, daß ich Ihnen das krummnehmen muß?« – »Du willst wohl was Besseres sein als wir? Komm hau rein – sonst wird's nichts mit der Stimmung.«

Wenn Sie in einem Umfeld, in dem Sie zum Alkoholtrinken aufgefordert werden, eigentlich immer nur mittrinken, weil es die anderen auch tun, dann haben Sie ein grundsätzliches Problem. Sie trauen sich nicht, »nein« zu sagen, ohne daß bei Ihnen die Angst aufkommt, daß andere das übelnehmen. Sie trauen sich nicht, Ihren eigenen Standpunkt zu vertreten. Sie können nicht bei Ihrer Meinung bleiben: »Ich will nichts trinken – mir ist unwohl – so früh am Tag trinke ich nichts – dieses Getränk mag ich gar nicht.« Sie glauben, dann nicht mehr in dieser Gesellschaft bestehen zu können. Ich habe Leute gesehen, die Alkohol nicht vertrugen: Leute, die nach zwei Gläsern Wein einen hochroten Kopf bekamen; Leute, denen regelmäßig so übel wurde, daß sie – nach ziemlich geringen Mengen – erbrechen mußten; Leute, die nach wenig Alkohol schon nicht mehr richtig sprechen konnten, weil sie ein hirnorganisches Leiden hatten – alles Leute, die privat keinen Tropfen tranken, die aber in Gesellschaft der sanften Nötigung des Gastgebers oder der Gruppe regelmäßig nicht widerstehen konnten. An solchen Menschen wird besonders deutlich, weshalb das ständige Anbieten von Alkohol als einziger Getränkealternative so problematisch und schlimm ist. Alle anderen, denen man es nicht anmerkt, wenn sie eigentlich gegen ihren Willen Alkohol zu sich nehmen, sind von der geistig-seelischen Verfassung aber genauso dran: »Nicht-Nein-Sagen-Können« macht sie abhängiger von den äußeren Einflüssen, als es nötig ist.

Alkoholmißbrauch

Wir haben bisher verschiedene problematische Weisen betrachtet, wie jemand trinken kann:

- das Trinken, um sich die alltäglichen Aufgaben zu erleichtern;
- das Trinken, um über Probleme hinwegzukommen und sich zu betäuben;
- das Trinken, um die Freude über eine Sache noch zu verstärken;
- das Trinken, um körperliche Beschwerden zu kurieren;
- das Trinken, um Hemmungen, Ängste und Kontaktschwierigkeiten zu verlieren;
- und das Trinken aus Geselligkeit, weil man nicht »nein« sagen kann.

Wie der Alkohol vom Körper aufgenommen und verarbeitet wird, hängt sehr vom Körperbau, vom Körpergewicht, von der Tageszeit, von der Menge und der Art der vorher und nebenher eingenommenen Nahrung ab und schließlich davon, ob der Trinkende männlich oder weiblich, ob er erwachsen oder noch jugendlich ist.

Deshalb ist es falsch, das zu tun, was in der privaten und öffentlichen Diskussion immer wieder getan wird: die Menge der getrunkenen alkoholischen Getränke als einzigen Hinweis darauf zu nehmen, ob Alkoholmißbrauch betrieben wird oder nicht.

Wenn Sie mit mir die Meinung teilen – das müssen Sie nicht –, daß es schon immer dann problematisch ist, wenn alkoholische Getränke wegen der Wirkung der Droge Alkohol und nicht allein wegen ihres Geschmacks getrunken werden, dann ist es gleichgültig,

- ob man mit einem Glas Wein am Vormittag den Ärger über eine verfärbte Maschine voll Wäsche hinunterspült;
- ob man sich mit einer Flasche Bier die tägliche Arbeit angenehmer macht;
- ob man vor lauter Glück über eine gute Nachricht die Sektflaschen kreisen läßt;
- ob man sich vor Kummer über eine schlechte Nachricht sternhagelvoll säuft;
- ob man erst nach drei Flaschen Bier so richtig lustig sein kann;
- oder ob man sich in Gesellschaft immer wieder unter den Tisch säuft, obwohl man sich eigentlich vorgenommen hat, es nicht zu tun.

Ich gehe davon aus, daß das Leben – auch wenn schwierige Bedingungen und Probleme vorliegen – nüchtern besser läuft als mit Hilfe von Alkohol. Wer normal trinkt, der trinkt alkoholische Getränke nur wegen ihres Geschmacks. Deshalb liegt im Grunde schon bei allen bisher beschriebenen problematischen Trinkweisen *Alkoholmißbrauch* vor. Auch wenn regelmäßig nur kleine Mengen Alkohol getrunken werden, um damit eine bestimmte Wirkung zu erzielen, und auch wenn es bei diesen kleinen Mengen bleibt, kann die psychologische Forschung nachweisen, daß es zu Wesensveränderungen beim so Trinkenden kommt, die ihn deutlich vom normal Trinkenden (der aufhört, sobald er Drogenwirkung verspürt) unterscheiden. Vor

allem wird die Fähigkeit zur Problemlösung einge-
schränkt, eine gewisse Konfliktscheu wird verstärkt, das
normale Gefühlsleben mit allen Höhen und Tiefen
funktioniert nicht in allen Bereichen angemessen.

Ich betone noch einmal: Meine Meinung, daß das Trinken um einer bestimmten Wirkung willen schon als
Mißbrauch bezeichnet werden kann, brauchen Sie
nicht zu teilen. Alles, was in den folgenden Kapiteln
über Alkoholabhängigkeit und die Möglichkeiten,
Wege weg vom Alkohol zu finden, gesagt wird, ist unabhängig von Ihrer Einstellung zu dem, was normales
Trinken ist.

Wenn Sie aber Erleichterungstrinken, Problemtrinken,
Trinken aus Freude, Trinken als Medizin, Trinken als
Kontakthilfe und Trinken als normale gesellschaftliche
Umgangsweise für völlig normal und akzeptabel halten,
dann sollten Sie sich doch einmal gründlich Gedanken
machen, welch großen Stellenwert Sie der chemischen
Steuerung des seelischen und körperlichen Erlebens
durch Drogen und Tabletten einräumen wollen.

Unabhängig von dem, was ich als problematisches
Trinken beschrieben habe, gibt es den Begriff des Alkoholmißbrauchs im rein körperlichen Sinn:

*Alkoholmißbrauch liegt dann vor, wenn regelmäßig Alko-
hol in solchen Mengen zu sich genommen wird, daß körperliche Schädigungen mit Sicherheit erwartet werden müssen.*

Die tägliche Menge reinen Alkohols, die mit Sicherheit
die Leber über längere Zeit schädigen wird, wird von
den Ärzten für den Mann mit 60-80 g reinen Alkohols,
für die Frau mit 20-40 g reinen Alkohols angegeben.

Sicher schädigend wirkt demnach

eine tägliche Menge von	beim Mann	bei der Frau
Bier (etwa 5 Promille)	4 Flaschen	2 Flaschen
Wein (etwa 10 Promille)	1 Liter	1/2 Liter
Wermut (etwa 18 Promille)	1/2 Liter	1/4 Liter
Sherry (etwa 18 Promille)	1/2 Liter	1/4 Liter
Korn (32 Pormille)	8 Gläser (4cl)	4 Gläser (4cl)
Likör (etwa 30 Promille)	16 Gläser (2cl)	8 Gläser (2cl)

Alkoholmißbrauch im körperlichen Sinn besteht auch dann, wenn ab und zu im Einzelfall derart große Mengen getrunken werden (zum Beispiel am Wochenende, bei Kegeltouren), daß der Alkohol nicht nur seine anregende, enthemmende Wirkung entfaltet, sondern sogar betäubend und narkotisierend wirkt – wenn der Betreffende sturzbesoffen und so betäubt ist, daß er seine Bewegungen und sein Bewußtsein nicht mehr unter Kontrolle hat.

Alkoholmißbrauch gibt es durchaus bei einer Vielzahl von Personen, die nicht alkoholabhängig sind, die regelmäßig erheblich zu viel trinken und die Wirkung der Droge Alkohol dabei in Kauf nehmen, ohne daß eine der vorhin beschriebenen problematischen Trinkweisen vorliegt.

Diese Menschen trinken einfach regelmäßig zu viel, oder aber sie trinken immer wieder bei bestimmten Gelegenheiten gewaltig »über den Durst«: Der Begriff des *Gewohnheitstrinkers* ist hierfür bekannt, und er dient allen, die problematisch trinken oder abhängig saufen, als Entschuldigung dafür, daß sie gegen ihr Trinkverhalten nichts unternehmen.

Wann jemand alkohol*abhängig* ist, mit dieser Frage beschäftigt sich das gesamte folgende Kapitel.

Aus dem rein körperlichen Zustandsbild eines angetrunkenen oder betrunkenen Menschen lassen sich keinerlei Schlüsse darauf ziehen, ob es sich um einen Gewohnheitstrinker handelt, der regelmäßig zu viel trinkt, ob sich jemand aus inneren Schwierigkeiten heraus betrinkt, ob sich jemand vor Freude besoffen hat oder ob es sich um jemanden handelt, der eigentlich normal trinkt, bei dem aber im Zusammenspiel mit Tabletten, mit bestimmter Nahrung oder mit einer Krankheit – eine völlig harmlose Menge Alkohol übermäßige Wirkung zeigt.

Auch der Abhängige, der süchtige Trinker unterscheidet sich im äußeren Erscheinungsbild sehr, sehr oft nicht von dem, der aus irgendeinem anderen Anlaß manchmal oder häufig angetrunken ist.

Weil die Hintergründe für das problematische Trinken und das Wissen, ob abhängiges, süchtiges Trinken vorliegt oder nicht, ganz entscheidend sind für die Art und Weise, wie eine Korrektur des Trinkverhaltens angegangen werden muß, gilt für diese Unterscheidungen nur ein einziges Kriterium: die offene, schonungslose Meinung des Trinkenden über sich selbst.

Wenn Sie für sich selbst Ihre eigenen Wege weg vom Alkohol finden wollen, dann kann Ihnen das folgende Kapitel nur dann eine Hilfe sein, wenn Sie bereit sind, sich selbst gegenüber schonungslos offen zu sein und keinerlei Ausflüchte zuzulassen.

Natürlich ist es bequemer, Fehler im Trinkverhalten auf das gesellschaftliche Angebot an alkoholischen Getränken, auf die Probleme, die man hat, auf körperliche Beschwerden und Leiden zu schieben. Letztlich aber sind es doch immer Sie selbst, der die Entscheidung trifft, jeweils ein Glas zu trinken oder nicht. Sie sind es, der »ja« oder »nein« sagen kann zum Trinken – und niemand anders!

Stecken Sie mit Ihrem Trinkverhalten, das Ihnen oder Ihrer Umwelt Probleme bereitet, bereits in einer Stufe, die Ihnen keine Wahl mehr läßt außer dem strikten »Nein« zu jeder Form von Alkohol, falls Sie auf lange Sicht nicht zum körperlichen und geistigen Wrack werden wollen? Dies können Sie – bei entsprechender Ehrlichkeit – in den folgenden Abschnitten ziemlich sicher herausfinden.

Falls Sie als Angehöriger eines Alkoholgefährdeten dieses Buch lesen, dann achten Sie bitte im folgenden Kapitel vor allem auf *beobachtbare* Hinweise, die bei dem Betroffenen auf Alkoholabhängigkeit hindeuten oder eben nicht. Hüten Sie sich aber davor, Fragen zu beantworten – oder dies zu versuchen –, die nur der Betroffene selbst beantworten kann. Ob er Schuldgefühle hat oder nicht, können Sie zum Beispiel nicht wissen; Sie können auch kaum etwas über seinen Kontrollverlust gegenüber dem Alkohol aussagen. Aber Sie können sehen, ob seine Hände morgens zittern oder nicht, und Sie können auch beurteilen, ob er in letzter Zeit aggressiver wurde.

Zusammenfassung

Alkoholische Getränke sind eigentlich ein Genußmittel. Der Bestandteil Alkohol wirkt jedoch wie ein Arzneimittel und ist dabei sowohl den Schlafmitteln als auch den angst- und spannungslösenden Mitteln vergleichbar.

Deshalb geht genießerisches Trinken oft unmerklich in problematische Verhaltensweisen über:

- Wer trinkt, um sich das Leben zu erleichtern,
- wer Probleme nur mit Alkohol bewältigt,
- wer ohne Alkohol nicht feiern kann,
- wer trinkt, um Anschluß zu finden,

der geht falsch mit dem Genußmittel Alkohol um. Er sollte an seinem Verhalten etwas ändern.

Alkoholmißbrauch im körperlichen Sinn liegt vor, wenn Männer täglich mehr als 60-80 g und Frauen täglich mehr als 20-40 g reinen Alkohol zu sich nehmen.

Problematisches Trinken und sogar Alkoholmißbrauch sind aber etwas anderes als Alkoholabhängigkeit.

Abhängiges, krankhaftes Trinken

Wer Probleme mit dem Alkohol hat, der möchte in aller Regel irgendwann einmal wissen, wie es mit ihm steht. Bin ich schon *alkoholabhängig?* Bin ich *Alkoholiker?* Bin ich *alkoholkrank?*

Drei verschiedene Wörter – sie bezeichnen aus verschiedenen Sichtweisen den gleichen Sachverhalt: das süchtige Trinken. Was genau darunter zu verstehen ist, möchte ich etwas später darstellen, damit Sie zuerst einmal völlig unbeeinflußt an einen Test herangehen können, der Ihnen mit recht hoher Wahrscheinlichkeit die Frage beantworten kann, ob Sie Alkoholiker (alkoholkrank, alkoholabhängig) sind oder nicht.

Mit hoher Wahrscheinlichkeit – diese Einschränkung gilt deshalb, weil das Ergebnis zum einen völlig von Ihrer ehrlichen, selbstkritischen Einschätzung abhängig ist; zum anderen deshalb, weil es einige wenige, sehr seltene Formen von Alkoholismus gibt, die hiermit nicht erfaßt werden. Sie haben diesen Test vielleicht schon einmal gelesen. Es ist der bekannteste, gebräuchlichste und verbreitetste Test zur Erkennung von Alkoholismus. Er wurde nach einem Bericht der Weltgesundheitsorganisation entwickelt. In diesem Bericht stellte Professor Jellinek die meistverbreitete Form des Alkoholismus[*] nach Untersuchungen an einer Vielzahl von Betroffenen so zusammen, daß mit diesem »Jellinek-Schema« seitdem überall in der Welt gearbeitet wird, wenn es um Fragen geht wie: Wo steht der Alkoholkranke im Moment? Welche Phasen drohen seiner Entwicklung?

Wie kann man ihn im Augenblick am besten ansprechen, um ihn zur Selbsterkenntnis seiner Sucht zu bringen? Das Erstaunliche an Jellineks Untersuchung war vor allem die Erkenntnis: Alkoholkrankheit läuft unabhängig von Alter, Geschlecht, sozialem Status, familiären und sozialen Bedingungen des Trinkenden in einer immer wieder gleichen Art und Weise ab.

Auch wenn es einzelne Abweichungen gibt – dieser Ablauf ist erschreckend gleichförmig. Was den Ablauf der Alkoholkrankheit betrifft, bestehen zwischen dem abhängigen Strafgefangenen, der abhängigen Prostituierten, der alkoholkranken Hausfrau und Mutter, dem süchtigen berufstätigen Manager, dem abhängigen

---

[*] den »Gamma-Alkoholismus«

Rechtsanwalt und dem abhängigen Universitätsprofessor praktisch keine Unterschiede.

Diese kaum glaubliche Tatsache ist leider oft wenig auffällig, denn die sozialen Bedingungen des äußeren Lebens geben immer wieder genug Entschuldigungsmöglichkeiten für den Betroffenen und seine Umwelt, die Phasen der Alkoholkrankheit in ihren Ursachen und Wirkungen auf persönliche, individuelle Faktoren zurückzuführen. Das, was Erscheinungsformen der Alkoholkrankheit sind, erleben der Betroffene und seine Umwelt oft als individuelles Schicksal.

Das Jellinek-Schema und der darauf aufgebaute Test erfassen die Phasen der Alkoholkrankheit notwendigerweise nur in sehr allgemeiner Form. Weil das so ist, verneint man oft eine Frage, bei der man nach längerem Nachdenken mit »ja« antworten müßte, und man täuscht sich so über das wahre Ausmaß seiner Erkrankung hinweg.

Wenn jemand längere Zeit seine Sucht durch Nichttrinken zum Stillstand gebracht hat, entdeckt er, zum Beispiel bei den Treffen der Anonymen Alkoholiker, immer wieder, daß er eigentlich in viel mehr Phasen des »Jellinek-Schemas« gesteckt hat, als er sich anfangs zugegeben hatte.

Um Ihnen bei der ehrlichen Überprüfung zu helfen, stelle ich auf der nächsten Seite zuerst einmal alle Fragen des Tests der Weltgesundheitsorganisation vor.

Danach möchte ich – Frage für Frage – einmal aus den Erfahrungen der Treffen der Anonymen Alkoholiker erzählen, welche unterschiedlichen Erfahrungen hinter jeder Frage verborgen sein können. Erst wenn Sie das gelesen haben, bitte ich Sie zu entscheiden: Muß ich den Punkten jeweils zustimmen – ja oder nein?

Eine größere Anzahl der angeführten Verhaltensweisen

kommt auch vereinzelt bei Personen vor, die keinerlei Alkohol trinken. Wenn Sie zum Beispiel Ihren Arbeitsplatz mehrfach gewechselt haben, wenn Sie vergeßlich werden, oder wenn Sie oft Schuldgefühle haben, dann könnten Sie persönlich durchaus der Meinung sein, daß diese Erscheinungen andere Ursachen bei Ihnen haben. Bitte, kreuzen Sie eine Aussage aber auch dann an, wenn Sie selbst der Meinung sind, daß sich hinter der erfragten Verhaltensweise kein Alkoholproblem verbirgt; denn trotzdem kann sich ein Hinweis auf Abhängigkeit dahinter verbergen oder ein Hinweis auf Bedingungen, die sich bei bestehender Abhängigkeit besonders stark auf den weiteren Verlauf der Krankheit auswirken können.

Es ist erschreckend, wie oft Abhängige ihre Verhaltensweisen als persönliche Charakterfehler und Defekte erklären und daran leiden, obwohl das Wissen, daß diese vermeintlichen Fehler Ausfluß einer Erkrankung sind, richtige und gangbare Auswege eröffnen könnte.

Die Testfragen

1. Leiden Sie an Gedächtnislücken nach starkem Trinken?
2. Trinken Sie heimlich?
3. Denken Sie häufig an Alkohol?
4. Trinken Sie die ersten Gläser hastig?
5. Haben Sie wegen Ihres Trinkens Schuldgefühle?
6. Vermeiden Sie in Gesprächen Anspielungen auf Alkohol?
7. Haben Sie nach den ersten Gläsern ein unwiderstehliches Verlangen weiterzutrinken?
8. Gebrauchen Sie Ausreden, warum Sie trinken?
9. Zeigen Sie ein besonders aggressives Benehmen gegen die Umwelt?
10. Neigen Sie zu innerer Zerknirschung und dauerndem Schuldgefühl wegen des Trinkens?
11. Versuchten Sie, periodenweise völlig ohne Alkohol zu leben?
12. Haben Sie ein Trinksystem versucht?
13. Haben Sie häufiger den Arbeitsplatz gewechselt?
14. Richten Sie Ihre Arbeit und ihren Lebensstil auf den Alkohol ein?
15. Haben Sie einen Interessenverlust an anderen Dingen als an Alkohol bemerkt?
16. Zeigen Sie auffallendes Selbstmitleid?
17. Haben sich Änderungen im Familienleben ergeben?
18. Neigen Sie dazu, sich einen Vorrat an Alkohol zu sichern?
19. Vernachlässigen Sie Ihre Ernährung?
20. Wurden Sie wegen des Alkoholmißbrauchs in ein Krankenhaus aufgenommen?
21. Trinken Sie regelmäßig am Morgen?
22. Haben Sie mitunter tagelang hintereinander getrunken?
23. Beobachten Sie einen moralischen Abbau an sich selbst?
24. Wurde Ihr Denkvermögen beeinträchtigt?
25. Trinken Sie mitunter mit Personen, die weit unter Ihrem Niveau stehen?
26. Trinken Sie gelegentlich technische Alkoholprodukte?
27. Wurde Ihre Verträglichkeit für Alkohol geringer?
28. Beobachten Sie morgendliches Fingerzittern?
29. Wurde das Trinken zum Zwang?
30. Hatten Sie bereits ein Alkoholdelirium?

Beantworten Sie nun die Fragen im einzelnen. Nehmen Sie sich dazu Ruhe und Zeit. Achten Sie darauf, daß Sie nicht gestört werden, und lesen Sie jeden Abschnitt am besten zweimal gründlich, bevor Sie sich für eine Antwort entscheiden.

Die Fragen im einzelnen:

1. Leiden Sie an Gedächtnislücken nach starkem Trinken?

»Bis etwa halb neun weiß ich, was auf der Silberhochzeit meiner Eltern passiert ist. Angeblich bin ich noch bis drei dageblieben, aber an den Abend kann ich mich in keiner Weise mehr erinnern.«

Das ist die klassische Form der Gedächtnislücke, die man oft auch »Filmriß« oder »black-out« nennt. Nach starkem Trinken fehlen plötzlich in der Erinnerung einige Stunden. – Es wird auch von Fällen berichtet, in denen jemand ganze Tage aus seiner Erinnerung verloren hat.

Gedächtnislücken müssen aber nicht immer so umfangreich sein. Mir persönlich fehlte zum Beispiel oft nur die Erinnerung an die Heimfahrt, wenn ich mich woanders betrunken hatte und mich nach Hause fahren ließ. »Ich habe geschlafen« – war meine Ausrede. Daß ich aber noch bestimmte Dinge erzählt haben soll, habe ich nicht geglaubt. Andere Formen der Gedächtnislücke beziehen sich nicht auf eine ganze Zeitspanne, sondern nur auf einen Teil eines Geschehens: Sie können sich zum Beispiel am nächsten Tag beim besten Willen nicht mehr daran erinnern, daß spätabends noch ein entfernter Verwandter zur Feier kam. – Sie wissen, daß gegen Mitternacht noch eine heiße Suppe gereicht wurde. Aber ob Sie davon gegessen haben oder nicht – das könnten Sie nicht sagen.

Oder wenn Sie meist allein oder nur im engsten Familienkreis trinken: Sie haben bis spätabends Fernsehen gesehen. Am nächsten Morgen will jemand mit Ihnen darüber sprechen. Sie können sich aber beim besten Willen nicht mehr daran erinnern, wie der Film geendet hat. Aber Sie wissen genau: geschlafen haben Sie nicht.

Prüfen Sie sich also ehrlich! Haben Sie in diesen oder ähnlichen Formen bei sich selbst schon einmal oder mehrfach Gedächtnislücken nach starkem Trinken gehabt? Das Ausmaß und die Häufigkeit der Gedächtnislücken ist dabei nicht entscheidend!

Beantworten Sie jetzt die Frage:

Leiden Sie an Gedächtnislücken nach starkem Trinken?

ja   nein

2. Trinken Sie heimlich?

Im Extremfall trinkt der heimliche Trinker grundsätzlich nicht vor anderen Leuten. Er tut alles, um zu verhindern, daß überhaupt jemand auf die Idee kommt, daß er trinkt.

Er bewahrt seine gesamten Alkoholvorräte so auf, daß keiner sie entdeckt. Damit niemand seine »Fahne« riecht, vermeidet er weitgehend Kontakte mit Menschen oder versucht, durch verschiedene Mittel und Tricks zu verhindern, daß jemand einen Verdacht bekommen könnte.

Alltäglicher und viel verbreiteter sind andere Formen des heimlichen Trinkens. Das Vermeiden, vor bestimmten Leuten zu trinken, gehört dazu: Man trinkt wohl im Familienkreis, aber auf Feiern an der Arbeitsstelle, auf Betriebsfesten, in der Öffentlichkeit rührt man keinen Tropfen an, um nicht aufzufallen.

Wenn man auf seine Trinkmenge angesprochen wird, erzählt man nur, was man so jeden Abend trinkt. Die Flasche Bier am Mittag, der Likör zum Kaffee und ähnliches wird verheimlicht und unter den Tisch gekehrt. Insgesamt wird versucht, die Trinkmenge herunterzuspielen: Die Aussage »Ich trink' so drei bis vier Flaschen Bier am Tag« weiß ein erfahrener Arzt geradezu als Hinweis auf Alkoholismus zu werten, denn das ist eine stereotype, verheimlichende Antwort. Der normaltrinkende Teil der Bevölkerung trinkt weniger, und der Abhängige trinkt (in aller Regel, aber nicht immer!) zumindest etwas mehr.

Zum heimlichen Trinken gehört auch die Verhaltensweise, Flaschen und Gläser schnell wegzuräumen, wenn jemand Bestimmtes (die Frau, der Chef, ein Kollege...) kommt. Heimliches Trinkverhalten liegt auch dann vor, wenn man sich sehr bemüht, auf keinen Fall an Arbeitstagen zu trinken, um nicht aufzufallen.

Heimliches Trinken, das bedeutet auch: vor Einladungen schnell zu Hause schon ein, zwei, drei Glas trinken; das bedeutet, bei Partys zu versuchen, zwischendurch einen Schnaps mehr als die anderen zu bekommen, ohne daß es jemand merkt. Heimliches Trinken liegt vor, wenn Sie bei Geselligkeiten in Ihrer Wohnung in der Küche oder im Keller noch zusätzlich einen Schluck nehmen.

Weitere Hinweise auf heimliches Trinken könnten für Sie sein, daß Sie verschiedene Trinkorte im Haus haben, an denen Sie allein Alkohol zu sich nehmen: Keller, Küche, Arbeitszimmer, im Extremfall auch Bad und Toilette. Weitverbreitetes heimliches Trinken äußert sich darin, daß Sie nach dem Alkoholgenuß am Vormittag oder am Nachmittag mit Hilfe von Pfefferminzbonbons, Maggi oder irgendwelchen Pillen versuchen, Ihre Alkoholfahne zu überdecken. Sie trinken dann zwar öffentlich, aber Sie möchten für die nächsten Stunden verdecken und verheimlichen, was Sie getan haben.

Wenn Sie eine der beschriebenen Verhaltensweisen bei sich entdecken, dann müßten Sie die Frage bejahen:

Trinken Sie heimlich?   ja   nein

3.   Denken Sie häufig an Alkohol?

Was heißt häufig? Das müssen Sie persönlich entscheiden. Denken Sie vielleicht an die Zeit, zu der Sie Ihrer Meinung nach noch keine Trinkprobleme hatten, und vergleichen Sie dann Ihr jetziges Verhalten.

Häufig an Alkohol denken heißt, sich mehr oder weniger jeden Tag für oder gegen das Trinken zu entscheiden; sich häufig Gedanken machen, ob man jetzt trinken darf oder nicht; immer wieder überlegen, ob man zu viel trinkt; sich über die Woche oder den Tag einteilen, wieviel man trinken möchte und darf.

Mein persönliches »häufiges Denken« an Alkohol sah so aus: Jeden Tag entschied ich, je nach der anfallenden Arbeit, wieviel ich mir zu trinken erlauben konnte, ohne am nächsten Tag behindert zu sein. Ich kaufte am Morgen den Flaschenvorrat, den ich am Abend trinken wollte. Mittags und nachmittags stand ich immer wieder vor dem Problem, ob ich schon etwas trinken könnte oder nicht. Und jeden Tag waren die Entscheidungen, wieviel ich trinken konnte, überlagert von Überlegungen, daß ich eigentlich nichts mehr trinken wollte, nichts mehr trinken durfte und nichts mehr trinken konnte.

Wenn ich eingeladen wurde, dann hatte ich keine Lust,

wenn dort kein Alkohol angeboten wurde. Bei kritischer Selbstbeobachtung merkte ich: Auch bei guten Freunden wartete ich nur auf den Moment, wo die Frage auftauchte: »Was möchtest du trinken?«

Wenn Sie selbst bei sich in irgendeiner Art und Weise »häufiges«, übermäßiges und überwertiges Denken an Alkohol beobachten (Wie oft denken Sie an Kaffee? Wie oft denken Sie an Alkohol?), dann sollten Sie die Frage mit »ja« beantworten:

Denken Sie häufig an Alkohol?   ja   nein

4. Trinken Sie die ersten Gläser hastig?

Wo ich auch hinkam: Ich hatte mein erstes Bier und das zweite ebenfalls schon ausgetrunken, wenn alle anderen noch beim ersten waren. »Herrlich, so ein Durst.« – »Nach so einem scharfen Essen muß man löschen.« – »So eine Hitze.« – Das waren die verbalen Entschuldigungen für mein Trinkverhalten.

Überhaupt ist es mir bis heute nicht möglich, nachzufühlen, wie jemand von einem Glas Bier nur einen Schluck trinken und den Rest eine Weile stehenlassen kann. Auch wenn Sie mit Vorliebe als erstes ein, zwei »Kurze«, Hochprozentige hinunterkippen, bevor Sie sich, mit scheinbar normalem Trinkverhalten, an die niedrigprozentigeren Getränke begeben, sollten Sie die Frage bejahen:

Trinken Sie die ersten Gläser hastig?   ja   nein

5. Haben Sie wegen Ihres Trinkens Schuldgefühle?

Schuldgefühle können sich auf das Trinken selbst beziehen. »Ich sollte wirklich nicht mehr so viel trinken.« – »Mein Gott, was das kostet, Tag für Tag – bin ich denn

bescheuert?« – »Ich möchte auch so trinken können wie die anderen, aber ich bin eben in allem so labil.« – »Wenn ich dran denke, wie ich mich gestern benommen habe… ich denk besser gar nicht erst dran… die letzte Flasche habe ich denen weggetrunken.«
Schuldgefühle können Sie aber auch haben, weil Sie die Folgen des Trinkens bereuen: »Nächstes Mal red' ich auf keinen Fall mehr solch einen Blödsinn.« – »Ich weiß, daß mein Partner sich ärgert, ich sollte ihm das wirklich nicht länger antun.« – »Das hätte so ein schönes Wochenende werden können, wenn ich mich nicht so hatte gehenlassen.« – »So ein Bockmist bei der Arbeit wäre mir aber nicht passiert, wenn ich nicht vorher auf dieser dämlichen Feier gewesen wäre.« – »Mein Gott, ist mir schlecht. Das hab ich mir aber selbst zuzuschreiben.« – »Was ist nur mit mir los, daß ich bloß mit Alkohol etwas aus mir herauskommen kann?«
Wenn Sie solche oder ähnliche Gedanken haben, sei es auch nur manchmal und vereinzelt, dann sollten Sie die Frage bejahen:

Haben Sie wegen Ihres Trinkens Schuldgefühle?

ja nein

6. Vermeiden Sie in Gesprächen Anspielungen auf Alkohol?

»Wenn jemand anfing, über Alkohol zu reden, dann bin ich gleich weggegangen!« – »Wer mir sagt, daß ich viel trinke – na, der kriegt aber von mir was zu hören, ich habe Probleme, das ist alles, da wird man wohl noch mal einen Schluck trinken dürfen.«
Anspielungen auf Alkohol vermeiden – das kann man auf verschiedene Art. Sie können einfach weggehen, wenn von Alkohol die Rede ist. Sie können grundsätz-

lich Gesellschaften vermeiden, wo über Alkohol oder gar über Alkoholprobleme gesprochen werden könnte. Sie können jeden Artikel, jeden Filmbericht über Suchtprobleme und Alkoholprobleme als »völlig uninteressant«, »akademisches Gerede«, »unwichtig« abtun und umgehen. Sie können völlig von sich aus darauf verzichten, mit Gesprächen über Alkohol anzufangen.

Anspielungen auf Alkohol vermeiden und umgehen können Sie aber auch, wenn Sie auf jede noch so kleine Bemerkung gleich klotzen: »Also, das Glas willst du mir ja wohl nicht verbieten.« – »Darf man denn hier gar nichts mehr?« – »Jetzt langt's mir aber, wenn euch das nicht paßt, wie ich trinke, könnt ihr hier alleine weiterquatschen – ich gehe.« – »Will man mal in Ruhe sein Bierchen trinken, müßt ihr gleich mit eurem Gelaber über Suchtprobleme anfangen.« Durch rüde Abwehr verhindern Sie, daß weiter über Alkohol gesprochen wird. Sie vermeiden das Gespräch also auf einem Umweg.

Schließlich können Sie das Gespräch geschickt umlenken, wenn das Stichwort Alkohol in irgendeiner Form fällt. Sie fangen dann sofort an, über Probleme zu reden, über irgendein anderes Thema, sie greifen ein völlig nebensächliches Stichwort auf, um vom Thema wegzukommen: »Die Weinernte dieses Jahr soll nicht so gut sein.« – »Also wirklich, so ein Schweinewetter. Gestern war ich im Garten, es sieht trostlos aus. Hoffentlich wird's nächstes Jahr besser…« Wenn Sie bei sich feststellen, daß Sie Gespräche über Alkohol vermeiden, abwürgen, umgehen oder abzulenken versuchen, dann müssen Sie die Frage bejahen:

Vermeiden Sie in Gesprächen Anspielungen auf Alkohol?

ja   nein

7. Haben Sie nach den ersten Gläsern ein unwiderstehliches Verlangen weiterzutrinken?

Gegen Ende meiner Zeit als abhängiger Trinker habe ich mir nie mehr Bier in Kästen gekauft, denn ich wußte mit Sicherheit, daß ich das Trinken nicht kontrollieren kann. Solange ich etwas im Haus hatte und nicht eingeschlafen war, trank ich weiter. Selbst bei dem festen Entschluß, am Abend nur zwei Flaschen zu trinken, wurden es regelmäßig drei, vier, fünf, sechs und mehr.

Bei Einladungen, auf Feiern und Gesellschaften wollte ich nie mit meinem Trinkverhalten auffallen. Aber die feste Absicht, mit der ich immer hinging, eine bestimmte Trinkmenge einzuhalten, konnte ich nie verwirklichen. Die einzige Möglichkeit, offizielle Veranstaltungen zu überstehen, bei denen Alkohol gereicht wurde, war für mich, den ersten Schluck Alkohol so weit wie möglich hinauszuschieben, denn wenn ich erst einmal angefangen hatte, folgten zwangsläufig weitere.

Beim »unwiderstehlichen Verlangen« nach den ersten Gläsern weiterzutrinken, handelt es sich um einen zentralen Punkt der Abhängigkeit, den nur der Betroffene selbst rechtzeitig erkennen kann. Machen Sie sich unbedingt klar, daß *nicht* gemeint ist, daß jemand etwa nicht Tage oder Wochen ohne Alkohol auskommen könnte, bevor Sie die Frage beantworten:

Haben Sie nach den ersten Gläsern ein unwiderstehliches Verlangen weiterzutrinken? ja nein

8. Gebrauchen Sie Ausreden, warum Sie trinken?

Dies ist ein Katalog von gebräuchlichen Ausreden, die verwendet werden, um das Trinkverhalten anderen gegenüber zu erklären oder es zu verharmlosen: »Was für eine Hitze heute!« – »Wein ist gut für die Gesundheit!« – »Ich trinke, um mich aufzumuntern.« – »Ich trinke, um mich zu beruhigen.« – »Mir geht's schlecht, ich hab was am Magen.« – »Die Kopfschmerzen sind mit einem Glas Wein am besten zu bekämpfen.« – »Ich muß mich jetzt mal entspannen.« – »Auf diesen Ärger brauch' ich einen Schluck.« – »Man muß da weitertrinken, wo man aufgehört hat.« – »Zu einem guten Essen gehört auch ein gutes Glas Wein.« – »Bier ist ein Nahrungsmittel.« – »Alle trinken doch.« – »Warum soll man abseits stehen?« – »Ein Laster hat jeder Mensch!« – »Wenn ich nichts getrunken habe, arbeite ich viel schlechter.« – »Diesen Menschen kann ich ohne Alkohol nicht mehr ertragen.« – »Ärger zu Hause, Ärger bei der Arbeit – etwas muß der Mensch doch haben.« – »Ärger muß man runterspülen.« – »Dieser Wein ist besonders lecker.« – »Heute machen wir es uns mal richtig gemütlich.« – »Das muß begossen werden.«

Wenn Sie vorm oder beim Trinken immer mal wieder solche oder ähnliche Bemerkungen fallenlassen oder wenn Sie solche Begründungen liefern, falls man Sie auf Ihr Trinkverhalten anspricht, dann müssen Sie die Frage bejahen:

Gebrauchen Sie Ausreden, warum Sie trinken?

ja   nein

9. Zeigen Sie ein besonders aggressives Benehmen gegen die Umwelt?

Diesen Punkt habe ich persönlich lange Zeit für mich verneint. Ich habe nie jemanden geschlagen oder bedroht, ich bin in Streitgesprächen nie aggressiv laut geworden; ich habe niemanden offen und böse beschimpft.

Heute weiß ich es besser. Meine Waffe, mit der ich aggressiv war und mit der ich enorm verletzen konnte, waren Worte: Geschickte Bemerkungen, die andere herabsetzten, lächerlich machten, unterschwellige Beleidigungen und Angriffe, die man mir nie hätte nachweisen können, die aber von den Betroffenen immer richtig erfaßt und gefühlt wurden, auch wenn ich sie lächelnd und in sanftem Ton vortrug.

In der Gruppe der Anonymen Alkoholiker habe ich gelernt, daß es im Verlauf der Alkoholkrankheit keinen Unterschied darstellt, ob jemand gegen seine Umgebung tätlich wird oder ob er sich durch Zank, Streit, Ironie und Verleumdungen aggressiv zeigt.

Die Frage nach besonders aggressivem Benehmen sollten Sie also nicht nur bejahen, wenn Sie schon – einmal oder mehrfach – jemanden geschlagen, ihn körperlich verletzt oder aggressiv mit Waffen oder sonstigen Gegenständen bedroht haben, sondern auch, wenn Sie sich in letzter Zeit mehr als vorher mit anderen herumstreiten, wenn es Ihnen Vergnügen macht oder zum Zwang geworden ist, andere mit Ihren Bemerkungen und Sticheleien herabzusetzen oder auf »die Palme zu bringen«.

Zeigen Sie ein besonders aggressives Benehmen gegen die Umwelt?   ja   nein

10. Neigen Sie zu innerer Zerknirschung und dauerndem Schuldgefühl wegen des Trinkens?

Fühlen Sie sich eigentlich grundsätzlich mies, weil Sie trinken? Machen Sie sich selbst Vorwürfe, weil Sie nicht trinken können wie die anderen? Lamentieren Sie: »Ich kann's einfach nicht lassen, ich tauge nichts.« – »Besser wär's, ich wär tot.« – »Mich alten Suffkopp kann niemand mehr leiden.« – »Was hab' ich getan, daß mir so was passieren mußte?« – »Ich bin schwach, labil, beeinflußbar, unselbständig, problembeladen – der letzte Dreck.« u. ä.?

Weinen Sie manchmal, wenn Sie darüber nachdenken, was Sie vorher im betrunkenen Zustand angestellt oder gesagt haben? Schämen Sie sich oft, wenn Sie an das denken, was Sie unter Alkoholeinfluß taten, ohne es zu wollen?

Zum Ende der Zeit meines abhängigen Trinkens hatte ich jeden Tag den Vorsatz, mit dem Saufen aufzuhören. Jeder Morgen mit Kopfschmerzen, jede Übelkeit, jedes Fingerzittern, aber auch: jede Flasche, die ich trotzdem öffnete, waren für mich ein Zeichen meiner Schwäche, meines Versagens.

Wenn Sie sich in die hier beschriebenen Gefühle gut hineindenken können, dann sollten Sie die Frage bejahen:

Neigen Sie zu innerer Zerknirschung und dauerndem Schuldgefühl wegen des Trinkens?   ja   nein

11. Versuchten Sie, periodenweise völlig abstinent zu leben?

Wer übermäßig trinkt, der hat das normalerweise irgendwann einmal satt. Entweder kommt er von selbst darauf, oder andere weisen ihn daraufhin. Dann versucht er, einige Zeit bewußt ohne Alkohol auszukommen. Welcher Vorsatz dahinter steht, spielt keine Rolle. Manche wollen nie mehr trinken, andere beschließen von vornherein, nach einer gewissen Zeit wieder anzufangen: nach einem Monat, nach einem Jahr, bei der nächsten Familienfeier.

Ganz egal, ob von Ihrem Denken her gesundheitliche Gründe, Vorwürfe von anderen, Versprechungen gegenüber Ihrem Partner, berufliche Zwänge oder sonst etwas hinter Ihrer Entscheidung standen – beantworten Sie ehrlich die Frage:

Haben Sie periodenweise versucht, völlig abstinent zu leben?   ja   nein

12. Haben Sie ein Trinksystem versucht?

Trinksysteme entwickelt fast jeder Abhängige einmal auf dem Wege seiner Krankheit. Sie stellen den Versuch dar, das Trinken in den Griff zu bekommen. Wie sehen Trinksysteme aus?

Sie können sich zum Beispiel vornehmen, niemals vor dem Abendessen etwas zu trinken.

Sie können sich entschließen, keine harten Sachen mehr zu trinken.

Sie können sich zwingen, immer nur bei einer Sorte zu bleiben.

Sie können sich Ihre alkoholischen Getränke exakt über den Tag einteilen: mittags zwei Glas Bier, zum Kaffee einen Sherry, nach dem Abendessen 4 Flaschen Bier und 2 Schnäpse.

Sie können sich – das habe ich auch getan – über lange Zeit zwingen, täglich unter der »Mißbrauchsgrenze« (80 g Alkohol beim Mann, 40 g Alkohol bei der Frau) zu bleiben. Sie können nur am Wochenende trinken.

Sie können beschließen, nie außer Haus zu trinken. Oder Sie können es für sinnvoll halten, nur bei Festen und Feiern zu trinken.

Wer in irgendeiner denkbaren Weise seinen Umgang

mit alkoholischen Getränken plant und genau einteilt, der muß die Frage bejahen:

Haben Sie ein Trinksystem versucht?   ja   nein

13. Haben Sie häufiger den Arbeitsplatz gewechselt?

Der Arbeitsplatzwechsel spielt eine große Rolle im Verlauf der Alkoholkrankheit. Sie sollten nicht nur dann mit »ja« antworten, wenn man Ihnen gekündigt hat oder wenn Sie aufgrund Ihres Trinkverhaltens in Ihrer Firma, in Ihrem Betrieb oder an Ihrer Arbeitsstelle umgesetzt wurden.

Auch wenn Sie selbst von sich aus recht häufig den Arbeitsplatz gewechselt haben (dreimal und mehr), dann müssen Sie die Frage bejahen:

Haben Sie häufiger den Arbeitsplatz gewechselt?

ja   nein

14. Richten Sie Ihre Arbeit und Ihren Lebensstil auf den Alkohol ein?

Der tägliche Gang zum Einkaufen, weil ich mit Vorräten im Haus nicht mehr umgehen konnte; die Einteilung der Trinkmenge nach dem Umfang der Arbeit, die ich am nächsten Tag zu leisten hatte; das hastige Trinken am frühen Abend, damit die betäubende Wirkung so frühzeitig einsetzt, daß ich am nächsten Morgen wieder ausgeschlafen und alkoholfrei sein konnte; die Unfähigkeit, allein zu Geselligkeiten zu fahren, weil ich nicht gewußt hätte, wie ich nach Hause kommen soll; der Zwang, meine Arbeit, die ich mir weitgehend frei einteilen kann, fertig zu haben, bevor ich zu trinken anfangen darf – das alles war bei mir das Einrichten von Arbeit und Lebensstil auf den Alkohol.

Können Sie auch an sich selbst feststellen, daß Sie bestimmte Verhaltensweisen bei der Arbeit und bei Ihrem alltäglichen Leben nur entwickelt haben, um sich auf Ihren Alkoholkonsum einzustellen (oder um ihm für bestimmte Zeiten auszuweichen)? Dann müssen Sie die Frage bejahen:

Richten Sie Ihre Arbeit und Ihren Lebensstil auf den Alkohol ein? ja nein

15. Haben Sie einen Interessenverlust an anderen Dingen als an Alkohol bemerkt?

Das ist die zwangsläufige Folge des häufigen Denkens an Alkohol: Viele andere Dinge werden für den Abhängigen langsam und unmerklich, aber stetig nicht mehr so wichtig wie früher. Wenn das Denken und Handeln immer umfangreicher auf den Umgang mit Alkohol fixiert ist, dann bleibt für andere Überlegungen und Interessen immer weniger Zeit. Überprüfen Sie doch einmal an sich selbst: Wenn Sie an die Einladung zu einer Feier und Geselligkeit denken – was interessiert Sie ehrlicherweise am meisten? Die Leute, fröhliche Gespräche, Diskussionen, die Atmosphäre – oder ob es etwas zu trinken gibt?

Wenn Sie die Wahl haben: Gehen Sie lieber zu einer Diskussionsveranstaltung, zu einer Fortbildung, zu einer Gewerkschafts- oder Verbandsveranstaltung, wo Sie nichts zu trinken erwarten können – oder entscheiden Sie sich fürs Trinken zu Hause, mit Freunden oder in der Wirtschaft? Haben Sie früher viele Interessen und Hobbys gehabt – und verbringen Sie jetzt Ihre Zeit ziemlich eintönig vorm Fernseher, immer in derselben Gesellschaft?

Können Sie an sich beobachten, daß Sie weniger als

früher Zeitung und Bücher lesen, informative Sendungen im Fernsehen sehen, sich weniger als früher für Politik und Kultur interessieren, daß Ihnen das Verhalten von anderen zunehmend gleichgültig wird, während Sie früher viel Wert auf befriedigende Kontakte zu Freunden und Bekannten gelegt haben?

Überprüfen Sie einmal ehrlich das Ausmaß und die Richtung Ihrer Interessen früher und heute und beantworten Sie dann die Frage:

Haben Sie einen Interessenverlust an anderen Dingen als an Alkohol bemerkt?   ja   nein

16. Zeigen Sie auffallendes Selbstmitleid?

Bevor ich ans abhängige Trinken geriet, habe ich die wesentlichen Dinge meines Lebens selbständig in die Hand genommen. Ich habe – mit unterschiedlichem Erfolg – versucht, mit Schwierigkeiten fertigzuwerden. Ich fühlte mich anderen Menschen gegenüber nicht benachteiligt.

Langsam und unmerklich trat eine Wandlung ein, die ich immer wieder auf äußere Einflüsse schob. Heute weiß ich aber, daß sie durch mein Trinkverhalten eingeleitet und fortgeführt wurde: Ich bekam das Gefühl, es schwieriger zu haben als andere.

Meine Krankheiten drückten mich tiefer; die Leichtigkeit, mit der andere alltägliche Probleme lösten, verblüffte mich; besonders im Umgang mit anderen Menschen fühlte ich mich immer wieder verletzt und getroffen: »Keiner versteht mich.« – »Alle denken nur an sich selbst.« – »Ich werde ausgenutzt.« – Das waren gängige Gedanken. Ich fragte mich, warum ausgerechnet ich es immer so schwer habe. Ich haderte mit meinen Lebensumständen. Meine Arbeit, die in Wirklichkeit viel leichter verlief als noch einige Jahre vorher, begann mir mehr und mehr zur Last zu werden. Ich zählte die Jahre, die noch bis zum Ruhestand verblieben, und wurde noch hoffnungsloser. Schon kleinere und kleinste Schwierigkeiten, wie zum Beispiel die Absage eines Termins, konnten mich stundenlang verärgern und deprimieren.

Wenn Sie auch – im Vergleich zu früher – das Gefühl haben, daß Ihr Leben immer schwerer wird, wenn Sie sich immer häufiger deprimiert, resigniert, bedrückt, alleingelassen und mutlos fühlen, dann sollten Sie – auch wenn Sie noch so viele objektive Gründe aufführen können – die Frage bejahen:

Zeigen Sie auffallendes Selbstmitleid?   ja   nein

17. Haben sich Änderungen im Familienleben ergeben?

Bedenken Sie bei dieser Frage bitte alle wesentlichen Veränderungen, auch wenn Sie selbst diese Veränderungen nicht auf den Einfluß Ihres Trinkens zurückführen, oder wenn Sie nicht glauben, daß diese Änderungen einen Einfluß auf Ihr Trinken haben könnten:

Hat Ihr Partner seine Berufstätigkeit aufgegeben oder eine neue Tätigkeit angefangen?

Geht Ihr Partner erheblich mehr als früher seine eigenen Wege, oder bleibt Ihr Partner erheblich mehr als früher zu Hause – bei Ihnen oder Ihren Kindern?

Isoliert sich Ihr Partner, oder isolieren Sie sich beide mehr und mehr von Ihren Verwandten, Freunden und Bekannten?

Sind bei Ihnen, bei Ihrem Partner oder bei Ihren Kindern in letzter Zeit umfangreiche Erkrankungen aufgetreten, die eine Änderung des Familienlebens nötig gemacht haben?

Haben Sie außerpartnerschaftliche (außereheliche) Beziehungen?

Hat Ihr Partner außerpartnerschaftliche (außereheliche) Beziehungen, oder haben Sie einen entsprechenden Verdacht?

Hat sich an der Aufgabenverteilung in der Familie wesentliches geändert? Haben sich die Aufgabenbereiche verschoben?

Haben erwachsene oder halberwachsene Kinder die gemeinsame Wohnung eher verlassen, als Sie vermuteten? Ist jemand gestorben?

Streiten Sie sich erheblich häufiger als früher miteinander? Sprechen Sie kaum noch miteinander, oder reden Sie erheblich mehr als früher miteinander?

Gehen Sie sich aus dem Weg?

Haben Sie mit Ihrem Partner getrennte Schlafzimmer bezogen?

Haben Sie finanzielle Probleme, die Sie früher nicht hatten?

Haben sich Änderungen im Familienleben ergeben?

ja   nein

18. Neigen Sie dazu, sich einen Vorrat an Alkohol zu sichern?

Meine persönliche Vorratssicherung bestand ganz einfach darin, daß ich es nicht Abend werden ließ, ohne daß entweder Alkohol im Haus war, oder ich sicher wußte, daß ich Leute besuchen konnte, bei denen es ihn zu trinken gab. Eine andere Form der Vorratssicherung ist es, einfach darauf zu achten, daß immer jede Menge Alkohol im Haus ist. Das »wohlgefüllte Barfach« soll dabei möglichst so viel enthalten, daß auch bei der ausgelassensten Feier mit vielen Gästen nie die Situation entsteht, nichts mehr anbieten zu können.

Mit Sicherheit auffällig verhält sich der, der darüber hinaus dafür sorgt, daß er einen persönlichen Vorrat hat: Außer den alkoholischen Getränken im Barfach, im Weinkeller und im Kühlschrank hat er weitere, teilweise nur ihm persönlich bekannte Vorratsecken und Verstecke. Vorratssicherung – das heißt aber auch: niemals mit nur 10 DM in die Kneipe gehen; sich gezielt dorthin stellen, wo man einen Thekenpartner weiß, der öfter einen ausgibt; sich bei Gesellschaften den Platz aussuchen, wo am besten Selbstbedienung möglich ist; sich aus dem Keller nicht nur 2, sondern gleich 6 Flaschen Bier für den Abend holen; sich zum Essen 2 Pils auf einmal bestellen; dem Ober ordern: »So lange nachfüllen, bis ich Bescheid sage« und ähnliche Verhaltensweisen.

Beantworten Sie deshalb bitte ehrlich die Frage:

Neigen Sie dazu, sich einen Vorrat an Alkohol zu sichern?   ja   nein

19. Vernachlässigen Sie Ihre Ernährung?

Vergleichen Sie zu einer ehrlichen Selbsteinschätzung auch in diesem Punkt Ihr früheres Verhalten mit dem jetzigen: Ist es Ihnen zunehmend egal, was und wieviel Sie essen?

Lassen Sie öfter mal eine Mahlzeit ausfallen?

Leiden Sie in letzter Zeit verstärkt unter Übelkeit und Appetitlosigkeit?

Wenn Sie allein leben: Essen Sie jetzt sehr oft das gleiche (Pommes mit Schaschlik, tagelang Eintopf aus der Dose, nur belegte Brote u. ä.)?

Haben Sie im Verlauf der letzten Monate deutlich abgenommen oder deutlich zugenommen (als Folge entweder mangelnder oder falscher, einseitiger Ernährung)? Kaufen Sie nur noch Fertiggerichte?

Vernachlässigen Sie Ihre Ernährung?   ja   nein

20. Wurden Sie wegen des Alkoholmißbrauchs in ein Krankenhaus aufgenommen?

Aus der Erfahrung in der Gruppe der Anonymen Alkoholiker weiß ich, daß die Antwort auf diese Frage weitläufig sein kann.

Falls Sie irgendwann einmal im Anschluß an ein kräftiges Trinkgelage, direkt danach oder am folgenden Tag, ins Krankenhaus aufgenommen wurden, ist es gleichgültig, ob die Diagnose höflicherweise oder dummerweise Kreislaufbeschwerden, Herzrhythmusstörungen, Magen-Darm-Kolik, Lebensmittelvergiftung oder ähnlich hieß. Sie sollten dann die Frage bejahen:

Wurden Sie wegen des Alkoholmißbrauchs in ein Krankenhaus aufgenommen?   ja   nein

21. Trinken Sie regelmäßig am Morgen?

Professor Jellinek, der die Phasen des Alkoholismus durchforschte, legte seine Ergebnisse in englischer Sprache vor. Nach den Gesprächen in der Gruppe der Anonymen Alkoholiker möchte ich auch diese Fragestellung etwas weiter fassen:»In the morning« – das heißt nicht nur: am Morgen, sondern: vormittags.

Wenn Sie regelmäßig schon vormittags trinken, wenn Sie schon sehr früh am Tag mit dem Drang, etwas trinken zu müssen, kämpfen – dann sollten Sie die Frage bejahen:

Trinken Sie regelmäßig am Morgen?   ja   nein

23. Beobachten Sie einen moralischen Abbau an sich selbst?

Der moralische Abbau entzieht sich weitgehend der Selbstbeobachtung. Auf die wesentlichen Punkte, in denen ich mich im Laufe meines abhängigen Trinkens verändert habe, bin ich erst nach einer längeren Zeit des Trockenseins gekommen. Die folgenden Fragen stammen aus meiner eigenen Erfahrung, sie sollen Ihnen einige Anhaltspunkte zur Selbstüberprüfung geben: Waren Sie – im Gegensatz zu heute – früher in Vereinen, Verbänden, Organisationen, Parteien aktiv engagiert? Hat das Ausmaß Ihres Engagements stark nachgelassen? Haben Sie sich früher mehr als heute um andere Menschen gekümmert?

Wird es Ihnen zunehmend egal, wie Ihre Beziehungen zu anderen Menschen sind?

Läßt Ihr Interesse und Ihr Engagement in Ihrem Beruf im Gegensatz zu früher deutlich nach? Sehen Sie das, was Sie tun, mehr und mehr als Broterwerb, als notwendigen Zwang zum Geldverdienen?

Ertappen Sie sich manchmal bei Überlegungen, wie Sie mit besonderem Glück (Lotto) oder auch unrechtmäßig an viel Geld kommen könnten?

Haben Sie schon einmal betrogen, gefälscht, gestohlen, unterschlagen, oder denken Sie manchmal daran?

Entdecken Sie an sich, daß Sie mehr als früher Lügen und Ausreden gebrauchen, um etwas zu erreichen (z. B. krankfeiern unter einem Vorwand, sich vor der Wahrnehmung eines Termins drücken, unangenehme Einladungen vermeiden)?

Träumen Sie immer intensiver davon, noch einmal ganz von vorn anzufangen, alles hinter sich abzubrechen, irgendwo in einem anderen Land – mit einem anderen Partner – in einem anderen Beruf völlig anders als bisher zu leben?

Zusammenfassend: Wenn Sie sich von Ihrem persönlichen moralischen Standard, von Ihrem charakterlichen Niveau und von Ihrem Realismus zunehmend entfernen, dann sollten Sie zumindest jetzt so ehrlich sein und ohne Ausrede die Frage bejahen:

Beobachten Sie einen moralischen Abbau an sich selbst?

ja   nein

24. Wurde Ihr Denkvermögen beeinträchtigt?

Im Gegensatz zur landläufigen Meinung schädigt ständiger Alkoholgenuß nicht zuallererst die Leber, sondern eher noch die normalen Leistungen des Gehirns.

Dies sind einige besonders wichtige Bereiche, in denen der Alkohol – spürbar auch für den Betroffenen – das Denkvermögen beeinträchtigt:

Sie werden zunehmend vergeßlich.

Sie kommen nicht auf bestimmte Namen.

Ihnen fehlen manchmal Wörter.

Sie fangen an, einen längeren Gedankengang auszuführen, und vergessen während des Redens, was Sie eigentlich sagen wollten.

Sie vergessen Termine, Sie verwechseln und vertauschen Verabredungen.

Sie haben für einige Sekunden den Eindruck, einen wichtigen Gedanken zu haben, aber Sie kommen nicht darauf, was es war.

Sie wissen manchmal kurzfristig nicht ganz genau, ob Sie eine Sache wirklich erlebt oder nur einmal intensiv geträumt haben.

Bei Gesprächen mit anderen fühlen Sie den Impuls zu ganz bestimmten Entgegnungen, Einwänden und Ergänzungen, aber Sie schaffen es nicht, Ihr Gefühl näher auszudrücken. Sie finden Dinge nicht wieder, die Sie besessen haben.

Sie räumen etwas auf und wissen am nächsten Tag nicht mehr, wohin Sie es gelegt haben.

Sie verlieren zunehmend Dinge (Jacken, Regenschirme, Schlüssel, Portemonnaie).

Es fällt Ihnen schwer, Entscheidungen zu treffen.

Sie fühlen geradezu, daß es Sie anstrengt, nachzudenken.

Sie fühlen sich häufig müde und abgeschlagen.

Beim Lesen eines Buches oder eines Zeitungsartikels stellen Sie ab und zu fest, daß Sie schon Seiten oder Absätze gelesen haben, ohne ein Wort richtig aufgenommen zu haben.

Sie können über Filme und andere Sendungen im Fernsehen nicht mit anderen sprechen, weil Sie sie gar nicht richtig verstanden haben.

Öfter als früher behauptet Ihr Partner, daß Sie etwas gesagt haben, an das Sie sich selbst beim besten Willen nicht mehr erinnern können.

Im Gespräch mit anderen widersprechen Sie sich manchmal selbst.

Immer öfter müssen Sie feststellen, daß jemand anders nicht versteht, was Sie ausdrücken wollen.

Oft sind Sie sich sicher, irgend etwas jemand anderem mitgeteilt zu haben – aber der weiß nichts davon, denn Sie haben Ihr Vorhaben nie ausgeführt.

All dies sind Erscheinungen, die auch bei Nicht-Abhängigen selbstverständlich vorkommen. Es ist ein leichtes, solche Fehlleistungen aufs Wetter, auf den Streß, auf das Alter oder auf die eigene »nervliche« Veranlagung zu schieben.

Sollten Sie aber irgendwelche der eben beschriebenen

Anzeichen bei sich selbst beobachten, dann müssen Sie die Frage bejahen:

Wurde Ihr Denkvermögen beeinträchtigt?   ja   nein

25. Trinken Sie mitunter mit Personen, die weit unter Ihrem Niveau stehen?

Ist es Ihnen zunehmend egal, mit wem Sie trinken, wenn Sie nur trinken können? Überprüfen Sie einmal für sich selbst, wer Ihrer Meinung nach unter Ihrem Niveau steht und mit wem Sie trotzdem trinken. Ich persönlich habe am weitesten unter meinem Niveau getrunken, als ich mir von einem recht erfolgreichen und »gebildeten« Geschäftsmann angehört habe, daß es in den Diktaturen der Welt gar nicht so schlimm sei; als ich, ohne grußlos aufzustehen, mir von einem NPD-Anhänger seine Sicht des Dritten Reichs vorlallen ließ.

Nicht beruflicher und persönlicher Erfolg oder Mißerfolg sind der Maßstab des Niveaus, nach dem hier gefragt ist, sondern moralische und charakterliche Qualitäten.

Wenn Sie beim Trinken von Alkohol mit Menschen zusammen sind, die Sie nüchtern nicht ertragen würden, dann trinken Sie »mit Personen, die weit unter Ihrem Niveau stehen«.

Können Sie das bejahen?   ja   nein

26. Trinken Sie gelegentlich technische Alkoholprodukte?

»In der Not frißt der Teufel Fliegen« – und der abhängige Trinker schluckt alles, was Alkohol enthält.

Haben Sie schon einmal, um die Alkoholwirkung zu erzielen oder um sich Beschwerden am Morgen nach einem Trinkgelage wieder mit Alkohol zu vertreiben,

Dinge getrunken wie Haarwasser, Rasierwasser, Spiritus, Franzbranntwein, aber auch Melissengeist, alkoholhaltige Kräftigungsmittel oder Hustensäfte?
Dann müssen Sie die Frage bejahen:
Trinken Sie gelegentlich technische Alkoholprodukte?

ja   nein

27. Wurde Ihre Verträglichkeit für Alkohol geringer?

Haben Sie früher mehr trinken können als heute? Reicht oft schon eine Flasche Bier, ein Schnaps, ein Glas Wein aus, um ein deutliches Gefühl des Betrunkenseins hervorzurufen?

ja   nein

28. Beobachten Sie morgendliches Fingerzittern?

Anfangs ziemlich harmlos, im Lauf der Zeit immer deutlicher wird beim abhängigen Alkoholtrinker das Zittern, vor allem der Finger. Im schlimmsten Fall sind Sie nicht mehr fähig, eine Tasse oder ein Glas zu halten, einen Löffel zum Mund zu führen, etwas sicher zu greifen – bevor Sie nicht am Morgen den ersten Schluck (»Zitterschluck«) getan haben. Aber auch, wenn das Fingerzittern nur vorübergehend, etwa bei besonderer Aufregung, auftritt, sollten Sie nicht nach Entschuldigungen suchen (»schwache Nerven«), sondern die Frage bejahen:
Beobachten Sie morgendliches Fingerzittern?

ja   nein

29. Wurde das Trinken zum Zwang?

Zwanghaft trinkt, wer seinen Kampf gegen den Alkohol schon längst aufgeben mußte: Er stellt sich nie mehr die Frage, ob er trinken sollte oder nicht, er versucht nicht mehr, sein Trinken einzuschränken, ihm ist egal, welche direkten und indirekten Folgen das Trinken hat. Es kommt praktisch zu keiner nüchternen Phase mehr. Der zwanghaft Trinkende steht von morgens bis abends unter Alkoholeinfluß, er hat keine anderen Interessen mehr als das Beschaffen und Konsumieren von Alkohol.

Ist das bei Ihnen schon so?

Wurde das Trinken zum Zwang?   ja   nein

30. Hatten Sie bereits ein Alkoholdelirium?

Das Delirium ist Gegenstand zahlloser Witzzeichnungen. Wer – nach Alkoholentzug – im Alkoholdelirium ist, der sieht »weiße Mäuse«, anderes, meist kleines Getier, er hört Stimmen, er wird geängstigt durch Halluzinationen. An diese Halluzinationen kann er sich häufig nicht erinnern, wenn der Zustand des Deliriums vorüber ist.

Das Alkoholdelirium tritt oft überraschend ein (und die Phase des zwanghaften Trinkens muß noch lange nicht erreicht sein): Wenn am ersten Ferientag in der abgelegenen Hütte kein Alkohol vorhanden ist und man sich, mit guten Vorsätzen gepflastert, ausnahmsweise mal keinen Vorrat mitgenommen hat; wenn man so auffällig wurde, daß die Polizei einen vorübergehend festsetzt und ohne medizinische Betreuung »ausnüchtert«; wenn im Anschluß an einen Unfall oder wegen einer schweren Erkrankung ein Krankenhausaufenthalt not-

wendig wird, und der Patient dort keinen Alkohol bekommt.

Hatten Sie bereits ein Alkoholdelirium?   ja   nein

Sie haben nun die 30 Fragen bei ehrlicher Selbstprü-
fung beantwortet. Zählen Sie zusammen, wie oft Sie
mit »ja« antworten mußten! War es mehr als fünfmal,
dann besteht die große Wahrscheinlichkeit, daß Sie Alkoholiker sind. Ab 7 mit »ja« beantworteten Fragen
können Sie sicher sein, daß Sie alkoholkrank sind.

Wenn das für Sie zutrifft, dann werden Sie jetzt wahrscheinlich mit großer Abwehr reagieren. Alkoholiker –
das ist doch nur jemand, der ohne Flasche nicht mehr
leben kann – denken Sie. (Wenn Sie sich die Fragen
noch einmal genau ansehen, werden Sie erkennen, daß
das zwanghafte Trinken nur einer von vielen Hinweisen auf Alkoholismus ist, und es ist ein Verhalten, das
erst in einem sehr späten Stadium eintritt.)

Sie werden vielleicht noch einmal genau die Fragen
durchblättern und speziell dort, wo Sie mit »ja« antworteten, nach Einwänden suchen: »Na ja, das hab' ich
vielleicht zu eng gesehen.« – »Also, bei mir ist das was
ganz anderes.« – »So ein Unsinn, das ist doch kein Zeichen für Alkoholismus – so trinken alle, die ich kenne.« – »Wenn ich nun ausgerechnet deshalb Alkoholiker sein soll, weil ich mich bemühe, ab und zu mal
nichts zu trinken, und alle harten Sachen weglasse –
dann weiß ich nicht, weshalb ich hier mit Lesen noch
meine Zeit verschwende.«

Vielleicht fühlen Sie sich auch etwas betroffen, aber Sie
suchen jetzt sofort in den Punkten, die Sie mit »ja« beantworteten, nach Möglichkeiten, Ihr Verhalten zu ändern: »Na und – halt' ich mich eben nicht mehr zurück
und trink' wieder vor allen Leuten, wenn das besser

sein soll.« – »Was soll's, dann sprech' ich eben ab jetzt über Alkohol.« – »Dann eß ich eben ab jetzt wieder regelmäßiger.«

Leider muß ich Ihnen, in Übereinstimmung mit allen Ergebnissen der psychologischen und medizinischen Alkoholismusforschung, sagen, daß die Abwehr, die Sie zeigen – sei es durch Lächerlichmachen und Infragestellen des Tests, sei es durch Kritisieren einzelner Punkte, sei es dadurch, daß Sie Ihren speziellen Fall als etwas ganz Besonderes ausklammern wollen, sei es durch den Gedanken, trotzdem eine Lücke zu finden, für sich persönlich diese Abhängigkeit abbauen und umgehen zu können –, daß diese Abwehr eigentlich nur bestätigt, daß Sie abhängiger Trinker sind.

Ich selbst kann mich in Ihre Gefühle sehr gut hineindenken. Als ich vor Jahren den gleichen Test machte und mit »lächerlichen 8 Punkten« mich als Alkoholiker abgestempelt fühlte, sagte ich mir auch: »Für andere mag das gelten, für mich nicht.« Ich begann, sehr gezielt mein Trinken zu verändern. Ich versuchte und schaffte es auch lange, für mich selbst den Eindruck zu erwecken, daß ich aus Genuß trinke, daß ich dadurch meiner Lebensfreude Ausdruck gebe. Ich sprach von Stund an mit allen möglichen Leuten über Alkohol (für einige Zeit). Ich versuchte, meine Interessen wieder auf andere Dinge zu lenken.

Es war ein Schock für mich, als ich mich einige Jahre später spaßeshalber noch mal ans Ankreuzen des Tests machte: Trotz all meiner Anstrengungen, trotz all meiner Bemühungen mußte ich, bei einiger Ehrlichkeit, die mir erhalten geblieben war, zugestehen, daß ich mindestens 13 Fragen bejahen mußte. Ohne daß ich es merkte – ja: bei einer reduzierten Trinkmenge! – bin ich weiter den unaufhaltsamen Weg bergab gegangen.

Dieser Schock war für mich der Anlaß, ernsthaft einen Weg weg vom Alkohol zu suchen. Überlegen Sie sich also ganz genau, was hinter Ihrer Abwehr stecken kann!

Daß »eine schwere Erkrankung vorliegt, ist der Umgebung häufig klar, dem Kranken selbst meist am wenigsten. Er glaubt immer noch, nicht anders zu trinken als andere, oder er sucht die Schuld anderswo. Es gehört zu dieser Krankheit, daß der Kranke selbst die Einsicht in seine Krankheit nicht zuläßt. Das macht diese Krankheit so gefährlich, weil der Kranke sich gegen die Hilfe, die er braucht, wehrt.«[*] Die landläufige Meinung, daß derjenige, der vom Alkohol abhängig wird, willensschwach und labil sei, daß er sich schuldhaft verhalte, weil er angeblich mit etwas Mühe, Willen und Anstrengung sein Trinken durchaus kontrollieren könne – diese Meinung mag mit dazu beitragen, daß es so schwerfällt zuzugeben, daß man selbst Alkoholiker ist.

Tatsache ist aber, daß es sich in Suchtberatung, Therapie und in Selbsthilfegruppen immer wieder zeigt, daß die Mauer der Abwehr zerbröckelt und auch zusammenfällt, wenn dem Betroffenen klar wird, daß es sich beim Alkoholismus um eine Krankheit handelt.

Was am Begriff »Alkoholismus als Krankheit« so entlastend sein kann, soll im nächsten Kapitel betrachtet werden; aber auch die Gefahr, die hinter diesem Begriff steckt, soll deutlich werden.

---

[*] Helmut Harsch: Alkoholismus. Schritte zur Hilfe. München 1980, S. 19.

Alkoholismus ist eine Krankheit

Die Form des Alkoholismus, die mit dem Test der Welt-gesundheitsorganisation erfaßt wird, ist die in unserem Land und vielen anderen Ländern häufigste Form des Alkoholismus, gekennzeichnet vor allem durch den Kontrollverlust des Betroffenen und den Zwang, nach dem Kontakt mit Alkohol weiterzutrinken.

Zwei andere, seltenere Formen sollen noch erwähnt werden:

Der »Spiegeltrinker« erleidet im Gegensatz zum Trinker der eben beschriebenen Form keinen Kontrollverlust. Er trinkt also nach dem ersten Glas praktisch nicht bis zur Bewußtlosigkeit weiter. Dafür ist der Spiegeltrinker aber auf eine andere Art und Weise fast noch abhängi-ger vom Alkohol: Es kommt bei ihm zu starken Ent-zugserscheinungen, sobald er seinen Alkoholkonsum einstellt oder auch nur vermindert. Diese Entzugser-scheinungen werden nur durch die ständige neue Zu-fuhr von Alkohol gemindert. Der Spiegeltrinker ist demnach gezwungen, ständig einen etwa gleichen Al-koholspiegel im Blut zu halten. (Dieser Trinkertyp nimmt deshalb oft auch während seiner Schlafpausen Alkohol zu sich.)

Abhängig von den landesüblichen Trinkgewohnheiten ist der Alkoholikertyp »Spiegeltrinker« zum Beispiel in Frankreich erheblich häufiger zu finden als bei uns. In Büchern und Filmen oft dramatisch und mit heimli-chem Spaß beschrieben, ist der in Wirklichkeit sehr sel-tene Typ des »*Quartalssäufers*«. In sehr regelmäßigen Ab-ständen von etlichen Wochen und Monaten kommt es bei ihm zum plötzlichen Zwang, über mehrere Tage mit völligem Kontrollverlust exzessiv zu trinken. Nach dieser Zeit schläft er seinen Rausch aus und zeigt für eine längere Zeit kein Verlangen nach Alkohol – bis zum nächsten »Quartal«.

Alle drei Alkoholismusformen – das Trinken mit Kontrollverlust, das Spiegeltrinken und das Quartalstrinken – gelten in der Bundesrepublik Deutschland spätestens seit 1968 nicht nur bei den Medizinern, sondern auch vor dem Gesetz als »behandlungsbedürftige Krankheiten«, deren Therapie von den Trägern der Krankenversicherung zu übernehmen ist (Grundsatzurteil des Bundessozialgerichts, 18. Juli 1968).*

Was diese Alkoholismusformen mit Krankheit zu tun haben, erschließt sich bei näherer Betrachtung einleuchtend. Alkoholismus ist zum einen deshalb eine Krankheit, weil es ohne Zweifel körperliche Hintergründe für das Auftreten von Alkoholismus gibt. Selbst bei großem Alkoholmißbrauch werden etliche Menschen nicht süchtig, während andere schon von relativ geringen Mengen Alkohol abhängig werden können. Leider sind diese körperlichen Hintergründe, also die Voraussetzungen für das Auftreten von Alkoholismus, nicht durch ärztliche Untersuchungen nachweisbar.

Zum zweiten nimmt die Krankheit Alkoholismus, vor allem in der Form des Alkoholismus mit Kontrollverlust, einen so festumrissenen, klaren, deutlich beschreibbaren Verlauf von leichten zu schwereren For-

---

* Nicht, damit Sie eine Entschuldigung haben, daß die Wissenschaft den Alkoholismusbegriff weit überspannt sieht, und Sie deshalb ruhigen Gewissens weitertrinken können, sondern nur der Vollständigkeit halber soll erwähnt werden: Jellinek meinte, noch zwei weitere Formen des Alkoholismus zu erkennen, die aber nicht zur körperlichen Abhängigkeit führen. Demnach nannte er 5 verschiedene Alkoholismustypen, von denen die letzten drei unbedingt behandlungsbedürftig sind:
– der Alpha-Alkoholiker (Problem-, Erleichterungs-, Kontakttrinker),
– der Beta-Alkoholiker (Gewohnheitstrinker),
– der Gamma-Alkoholiker (das Trinken mit Kontrollverlust),
– der Delta-Alkoholiker (der Spiegeltrinker),
– der Epsilon-Alkoholiker (der Quartalssäufer).

men bis hin zum Tod an, wie ihn sich die Mediziner für manche andere Krankheit nur wünschen können.

Für jemanden, der wie ich gewohnt war, viele Probleme, Gefühle, Wünsche und Verhaltensweisen einzig und allein vor dem Hintergrund der persönlichen Entwicklung zu sehen, ist es verblüffend (und im nachhinein teilweise beschämend) festzustellen, wie sehr nach dem Eintreten der Abhängigkeit innere und äußere Abläufe durch den Alkoholismus gelenkt wurden: Meine Entwicklung – als Großstädter, als Pädagoge – unterscheidet sich innerhalb der Alkoholabhängigkeit praktisch nicht von der Entwicklung eines alkoholkranken Landwirtes auf dem Dorf; meine Erfahrungen als abhängiger Mann lassen sich ohne weiteres mit denen einer abhängigen Frau vergleichen.

Der Verlauf der Alkoholabhängigkeit ist ziemlich unabhängig von finanziellen Voraussetzungen, vom Bildungsstand, vom Alter, vom sozialen Umfeld: Er führt, nach der Ankündigung durch »Gedächtnislücken«, über das heimliche Trinken, über den ersten Kontrollverlust hinweg zu ganz bestimmten Verhaltensänderungen, Gefühls- und Erlebnisstrukturen, charakterlichen und intellektuellen Veränderungen.

Dem Begriff von »Alkoholismus als Krankheit« widerspricht es nicht, daß Alkoholismus, bei entsprechender körperlicher Voraussetzung (Disposition), in aller Regel nur auf dem Hintergrund von problematischen Entwicklungen, in welchem Lebensalter auch immer, eintreten kann. Wichtig zu wissen ist es, daß es bis heute nicht gelungen ist, einen ganz besonderen Menschentyp herauszufinden, der für Alkoholismus besonders anfällig ist.

Niemand schämt sich heutzutage, zuzugeben, daß er eine schwere allergische Erkrankung hat. Niemand würde lange zögern, bei einer solchen Krankheit Hilfe zu suchen.

Vielleicht hilft es Ihnen etwas bei Ihrer Entscheidung, Wege weg vom Alkohol finden zu wollen, wenn ich Ihnen sage, daß der Begriff »Alkoholismus als Krankheit« eine verblüffende Nähe zu den heutigen Erkenntnissen über allergische Erkrankungen hat: Allergien und Alkoholismus entstehen auf dem Hintergrund einer zweifellos vorhandenen, aber nicht näher erklärbaren körperlichen Disposition.

Allergien und Alkoholismus äußern sich als Überempfindlichkeitsreaktionen. Der Körper reagiert auf die Begegnung mit einer bestimmten Substanz auf eine unnormale, sich selbst schädigende Weise. Bei den Allergien ist diese Reaktion anscheinend mehr körperlich, beim Alkoholismus ist die Reaktion anscheinend mehr seelisch.

Schließlich: Neuere Forschungen über das Auftreten allergischer Krankheiten, zum Beispiel Neurodermitis oder Asthma, lassen überhaupt keinen Zweifel mehr daran, daß für den Ausbruch dieser Krankheiten auch praktisch immer seelische Ursachen eine Rolle spielen – genau wie beim Alkoholismus.

Lassen Sie sich diese Gedankengänge einmal durch den Kopf gehen! Wenn Sie, durch den vorausgegangenen Test, sicher wissen, daß Sie Alkoholiker sind, dann haben Sie eigentlich, wie jeder andere Kranke auch, nur eine Chance: Suchen und finden Sie die richtigen Wege zur Behandlung, je früher, desto besser.

Daß Alkoholismus immer noch gesellschaftlich geächtet ist und daß es schwerfällt, sich selbst zuzugeben, zu einer Gruppe zu gehören, die man selbst früher vielleicht verachtet hat, sollte dabei keine Rolle spielen. Es gibt überhaupt keinen Zweifel: *Alkoholismus ist eine fort-*

schreitende, über schwere körperliche und seelische Veränderungen normalerweise zum Tod führende Krankheit, wenn sie nicht rechtzeitig behandelt wird.

Der Krankheitsbegriff kann für Sie, wie für viele andere vor Ihnen, hilfreich sein. Genausowenig, wie sich jemand einen Herzinfarkt wünscht, genausowenig haben Sie sich Ihre Krankheit gewünscht und ausgesucht.

Wenn Sie Ihren Alkoholkonsum bisher verharmlost haben, dann haben Sie ähnlich gehandelt wie jemand, der seinen immer stärker werdenden Husten ignoriert, aufs Wetter oder aufs Rauchen schiebt und dadurch das frühzeitige Erkennen einer ernsten Bronchialerkrankung verhindert. Sie haben ähnlich gehandelt wie jemand, der ständig über »ein bißchen Übelkeit« wegen des »schweren« Essens klagt und es nicht wahrhaben will, daß er ein Magengeschwür oder gar Krebs hat. Wie fast jeder chronisch Kranke haben Sie in der Anfangsphase falsch gehandelt. Sie haben die ersten Symptome und Warnzeichen ignoriert. Jetzt, wo Sie Bescheid wissen, können Sie angemessen handeln.

Sich zuzugeben, daß Alkoholismus eine Krankheit ist, kann Sie auch etwas entlasten und entschuldigen von allen negativen Gefühlen, die Sie demgegenüber haben, was Sie vielleicht sich und anderen schon angetan haben. Sie können sich entlastet fühlen vom Vorwurf, willensschwach zu sein. Niemand käme auf die Idee, einem Allergiker mit einem schweren Hautausschlag an den Kopf zu werfen: »Nun reiß dich mal zusammen, andere haben auch Probleme und werden damit fertig.« (Diese Aussage wäre gleichwohl, nach dem heutigen Wissen, annähernd sachlich richtig.)

Daß man solche Vorwürfe an den Alkoholiker richtet, ist verbreitet und üblich, aber bedauerlich und falsch.

Sie sollten sich zumindest nicht auch noch selbst diesen Vorwurf um die Ohren schlagen.

Sobald Sie den Begriff der Krankheit allerdings für sich akzeptieren, handeln Sie unverantwortlich und schuldhaft, wenn Sie die richtigen Konsequenzen hinauszögern. (Sie handeln allerdings durchaus krankheitstypisch. Mit fortschreitender Aufklärung über die Krankheit Alkoholismus gibt es jedoch auch immer mehr Leute, die den Absprung recht früh, in den Anfangsstadien der Krankheit, finden.) Sie benehmen sich genauso dumm wie der asthmatische Landwirt, der trotz umfangreicher Pollen- und Getreidestauballergien nicht den Entschluß fassen kann, sich eine andere Tätigkeit zu suchen, und der deshalb irgendwann an seiner Krankheit viel zu früh stirbt.

Alkoholkrank zu sein bedeutet keinesfalls, einem unabänderlichen Schicksal verfallen zu sein. Hier liegt die Gefahr des Krankheitsbegriffs: »Was wollt ihr denn von mir, ich bin eben krank, seelisch und körperlich« – für mehr als einen Alkoholiker war das die Entschuldigungsformel, nichts mehr für sich zu tun und weiterzutrinken bis zum bitteren Ende.

Ausreden und Entschuldigungen

Vielleicht geht es Ihnen auch jetzt, nachdem Sie diese Argumente gelesen haben, so ähnlich wie mir früher: Ich akzeptierte, daß Alkohol eine Krankheit ist; ich wußte, daß ich zumindest gefährdet war; wenn ich ganz ehrlich war, mußte ich mir zugeben, daß ich abhängig trank; ich sah bei anderen sehr deutlich den Verlauf der Alkoholkrankheit, und ich konnte in manchen Fällen sogar recht deutlich erkennen, in welcher Stufe der Betroffene steckte; ich wußte, daß andere, vom Alkoholismus Betroffene, unbedingt etwas tun mußten, um von ihrer Abhängigkeit loszukommen. Aber: Für mich selbst, für meinen »ganz speziellen Fall« habe ich ständig noch nach Ausreden, nach Schlupflöchern und nach Möglichkeiten gesucht, den Gefahren und Bedrohungen meiner Krankheit zu entwischen. Daß manche dieser Versuche, dem Alkoholismus zu entwischen, geradezu typisch für den Krankheitsverlauf sind, verleugnete ich – wider besseres Wissen.

Die vielen erfolglosen Versuche, kontrolliert zu trinken, gehören hierzu, das Vermeiden von Trinken zu bestimmten Zeiten und bei bestimmten Gelegenheiten, aber auch das feste Einteilen der geplanten Trinkmenge.

Ähnlich wie dem Betroffenen selbst geht es aber auch oft den Angehörigen: Trotz der ständigen Beobachtung des auffälligen, kranken Trinkens wollen sie es nicht wahrhaben, daß ausgerechnet jemand in ihrer Familie, ausgerechnet ein geliebter Mensch, Alkoholiker geworden ist. Sie fühlen das als eigenes Versagen und fragen sich: »Habe ich etwas falsch gemacht? Wäre das nicht gekommen, wenn ich freundlicher – liebevoller – verständnisvoller – konsequenter – gewesen wäre?«

Wie der Trinkende selbst, schaffen sich auch Angehörige lange Zeit Ausreden und Ausflüchte, um sich vor dem Zugeständnis der Alkoholkrankheit zu drücken.

Einige dieser typischen Argumente, die immer wieder als Beweis für die Nicht-Abhängigkeit aufgeführt werden, die aber in keiner Weise gegen das Bestehen von Sucht sprechen, möchte ich näher betrachten.

»Ich trinke keine harten Sachen.«

Alkohol ist Alkohol. Zwar nimmt derjenige, der Schnaps, Weinbrand und Liköre trinkt, mehr Alkohol, bezogen auf die Flüssigkeitsmenge, zu sich. Abhängigkeit ist aber keine Frage der Alkoholmenge. Zwar steigert sich manchmal im Verlauf der Sucht die eingenommene Alkoholmenge erheblich. Es gibt aber auch Alkoholiker, die täglich nie mehr trinken als das, was allgemein als untere Mißbrauchsgrenze bezeichnet wird, und speziell die »Spiegeltrinker« kommen oft ohne die Einnahme von »harten Sachen« aus.

Im übrigen: Auch an Bier und Wein kann man sich betrinken, und 5-8 Flaschen Bier pro Tag, 1-2 Flaschen Wein täglich sind für jeden schon mehr als genug.

Wenn ich die Mitglieder der Gruppe der Anonymen Alkoholiker, die ich regelmäßig besuche, betrachte, so haben immerhin etwa ein Drittel von ihnen während ihrer »Saufzeit« nie irgendwelche hochprozentigen Sachen angerührt, und manche von diesen haben eine schlimmere Leidenszeit durchgemacht als andere, die oft und gerne auch »Fusel« tranken.

»Ich bin noch keinem aufgefallen.«

Wer so argumentiert, trägt das übliche Bild vom Alkoholiker noch im Kopf und will Angriffe auf seine Person abwehren: Alkoholiker – das ist für ihn der Penner auf der Parkbank, derjenige, der grölt, pöbelt, auffällt, aggressiv ist, überall und gleich erkannt wird.

Dem ist entgegenzuhalten: Wenn jemand niemandem auffällt, obwohl er regelmäßig oder zu bestimmten Zeiten immer wieder zu viel trinkt, dann spricht das wohl für starke Kontrolle des Verhaltens, manchmal für Intelligenz und oft für eine gründliche Alkoholgewöhnung – aber nicht gegen Abhängigkeit!

Polizisten sind oftmals angewiesen, bei alkoholauffälligen Kraftfahrern neben einer Blutuntersuchung auch noch einen Test auf die allgemeine Reaktionsfähigkeit hin einzuleiten. Wer hierbei, trotz größerer Mengen von Alkohol im Blut, relativ gut abschneidet, wer nicht torkelt, nicht stottert, halbwegs klar und zusammenhängend sprechen kann, der braucht darauf nicht stolz zu sein; denn dies sind klare Anzeichen dafür, daß er nicht zum ersten Mal soviel trinkt. Es gibt viele Alkoholiker, die nie irgend jemandem auffallen – vom engsten Familienkreis einmal abgesehen, der oft dann dafür sorgt, daß niemand anders etwas bemerkt.

Außerdem: Wenn Sie der Meinung sind, noch nie aufgefallen zu sein – wäre es möglich, daß Sie hier einem Irrtum unterliegen? Wissen Sie, was man über Sie spricht, wenn Sie nicht dabei sind? Geht man auf Ihr Trinkverhalten ein ohne darüber zu sprechen?

Ein entscheidender Punkt, der mir persönlich viele Illusionen über mein »Nichtauffälligsein« nahm, war folgendes Erlebnis: Bei Nachbarn, die ich recht oft besuchte, bekam ich regelmäßig etwas zu trinken – natürlich Bier, wie ich es mir wünschte, obwohl kein anderer mittrank. Als ich eines Tages wieder dorthin kam und mich setzte, stand der neunjährige Sohn wortlos auf, ging in den Keller und brachte 3 Flaschen Bier hoch. Auf Vorhaltungen seiner Mutter meinte er: »Wieso – soviel trinkt er doch immer, die kann ich dann doch gleich auf einmal holen!«

Seien Sie sicher: Vieles von dem, was Sie zu vertuschen meinen, ist schon längst aufgefallen – mehr, als Ihnen lieb sein kann.

»Ich geh' nicht in die Kneipe – ich trinke doch nur zu Hause.«

Wo Sie Ihren Alkohol zu sich nehmen, ist für die Frage, ob Abhängigkeit besteht oder nicht, völlig egal. Zu Hause können Sie oft ungestörter, schneller und problemloser trinken als woanders. Besonders bei Abhängigen, die sehr auf ihr äußeres Ansehen bedacht sind, die sich sehr davon steuern lassen, was andere von ihnen denken, findet man das »Zu-Hause-Trinken« als alleinige oder vorherrschende Trinkform. Das mag zwar behaglicher und bequemer sein als auf einem Barhocker, und die Gesellschaft, die Sie zu Hause haben, mag Ihnen gesitteter und freundlicher erscheinen als eine größere Menge ebenfalls betrunkener Leute. Ein Argument dagegen, daß Abhängigkeit vorliegt, liegt im »Zu-Hause-Trinken« aber nicht.

»Ich arbeite regelmäßig.«

Das ist schön für Sie. Dann verhalten Sie sich so wie der größte Teil der Alkoholiker. Sie sind bislang noch nicht in Situationen gekommen, in denen Sie bei der Arbeit auffällig wurden.

Eine meiner größten Ausreden war der Hinweis, daß es ja sogar Alkoholiker gab und gibt, die enorm produktiv sind. Künstlern verschiedenster Bereiche diene der Alkohol ja geradezu als ein Element ihrer Produktivkraft, war mein Argument. Auch in meinem näheren Umfeld fiel mir auf, daß dort, wo kreativ, produktiv und erfinderisch gearbeitet werden mußte bei der Lösung von Problemen und bei der Vorbereitung neuer Ideen, die alkoholische Anregung im Arbeitsprozeß manchmal

eine ganz entscheidende und anscheinend unverzicht-
bare Rolle spielte.

Heute weiß ich, daß es, nicht ganz so selten, wie man
vermuten könnte, Alkoholabhängige gibt, die die Droge Alkohol brauchen, um überhaupt angemessen arbeiten zu können. Hemmungen, Angst und Erwartungs-
spannung sind bei ihnen so groß, daß sie sich ohne
chemische Hilfe gar nicht an ihre Aufgaben herantrau-
en.

Als ich vor einigen Jahren mein erstes Buch schrieb, tat
ich das unter dem dosierten Einfluß von Alkohol; ich
trank gerade so viel, daß meine Angst schwand, bei jedem Wort, jedem Satz und jedem Kapitel Unsinn zu
schreiben, und gerade so wenig, daß ich klar denken
konnte.

Herausgekommen ist zwar ein Buch, hinter dem ich
heute noch stehen kann. Über die Art und Weise, wie
es entstand, kann ich aber nur noch lachen.

Arbeitseinsatz, Leistung, Engagement, Produktivität
oder schlicht das einfache regelmäßige Pünktlichsein
am Arbeitsplatz sprechen nicht dagegen, daß Sie alkoholkrank sein könnten.

»Ich trinke nur am Wochenende.« – »Ich trinke oft tage-lang nichts.« – »Ich trinke weniger als früher.« – »Ich trinke kontrolliert.«

Diese Aussagen sind nur noch einmal der Vollständigkeit halber aufgeführt. Sie gehören zu den klassischen
Ausreden, mit denen man Abhängigkeit verleugnen
will. Gerade der Versuch, immer wieder mal gar nichts
zu trinken, und gerade das gewollte und gezielte Bemühen, das Trinkverhalten zu kontrollieren, sind typische
Hinweise auf Abhängigkeit. Normale, gesunde Men-

schen haben Kontrolle und Nachdenken über Alkoholkonsum genausowenig nötig, wie sich irgend jemand
den Genuß von Salz nach einem Plan einteilen würde.

Warum gerade ich

Ich gehe einmal davon aus, daß Sie im Alkoholismus-
test nach Jellinek so viele Punkte erreicht haben, daß
Sie als Alkoholiker gelten.[*]

Nach einigen ehrlichen Überlegungen werden Sie vielleicht sogar erkannt haben, daß dies stimmt. Sie wissen
von sich, daß Sie nicht so trinken können wie andere
Leute. Sie wissen, daß Ihre guten Vorsätze immer wieder scheitern. Wenn Sie ehrlich in die Zukunft blicken,
dann können Sie auch sagen, daß das immer so sein
wird.

Sie kommen mit Sicherheit irgendwann einmal auf die
Frage: Warum hat es gerade mich getroffen? Weshalb
bin ich alkoholkrank geworden?

Zwei Blickrichtungen können bei dieser Frage für Sie
eine Rolle spielen:

1. Sie wollen durch eine Antwort herausfinden, ob die
   Bedingungen, die bei Ihnen zum Entstehen von Al-

---

* Mit 2-5 Punkten nach dem Jellinek-Schema gelten Sie als »alkoholgefährdet«. Das bedeutet: Sie gehören einer Personengruppe an, über die man keine klare Aussage machen kann. Vielleicht schaffen Sie es, Ihr Trinkverhalten
wieder auf ein normales Maß zu bringen. Voraussetzung dafür wäre es, daß
Sie in allen Bereichen problematischen Trinkens sofort Ihr Trinken stoppen
und den anliegenden Problemen (Kontaktschwierigkeiten, Hemmungen,
Ärger, Streß, Unzufriedenheit) mit fachlicher Hilfe (Beratungsstellen, Selbsthilfegruppen) zu Leibe rücken.
Vielleicht läßt sich aber Ihr Trinkverhalten nicht mehr umkehren: Sie sind
schon Alkoholiker, aber in einem Stadium, in dem sich Ihr Trinkverhalten
noch mit dem anderer deckt. Ob das zutrifft, werden Sie im Laufe der Zeit
selbst merken, wenn Sie immer abhängiger werden. Die folgenden Kapitel
können dabei für Sie eine wichtige Information sein, die ersten eindeutigen
Zeichen von Abhängigkeit sofort zu erkennen – und darauf richtig zu reagieren, wenn Sie es wollen.

koholismus beigetragen haben, so geändert werden können, daß Ihr abhängiges Trinken damit erheblich verändert werden kann. Mit anderen Worten: Sie hoffen, durch die Fragestellung nach den Bedingungen für das Auftreten Ihres Alkoholismus gleichzeitig Lösungsmöglichkeiten zu finden.

Im Vorgriff auf die nächsten Kapitel sollten Sie jetzt schon wissen, daß die überwältigende Mehrzahl der Fachleute, die sich mit Alkoholismus befassen – und darin sind jede Menge Betroffene eingeschlossen –, der Ansicht ist, daß die Suche nach den persönlichen Ursachen für das Auftreten von Alkoholismus keinerlei Möglichkeiten bietet, Ansatzpunkte für das Wiedergewinnen von »Unabhängigkeit« zu erlangen.

2. In der Frage »Warum hat es gerade mich getroffen?« kann eine gehörige Portion Selbstmitleid mitschwingen. Vielleicht empfinden Sie Alkoholismus als etwas besonders Schlimmes? Vielleicht empfinden Sie Ihre Krankheit als Strafe? Sie sollten sich klarmachen, daß Alkoholismus eine psychosomatische Krankheit ist – eine von vielen!

Die gleichen Bedingungen, die bei anderen Leuten zu Magengeschwüren, Herzstörungen, Asthma, zu Neurosen, zu zwanghaften Handlungen, zu Sexualstörungen und Verhaltensauffälligkeiten führen, sind bei Ihnen dafür mitverantwortlich, daß die Krankheit Alkoholismus zum Ausbruch kommen konnte – auf dem Hintergrund einer vermutlich vorhandenen körperlichen Disposition für Sucht.

Die Alkoholkranken sind nur eine Gruppe unter der Vielzahl psychosomatisch und seelisch Kranker in unserer Gesellschaft. Trotzdem bilden sie schon eine beachtliche Zahl: Zur Zeit schätzt man in der Bundesrepublik

Deutschland etwa 2-3 Millionen Alkoholabhängige, und die Zahl alkoholgefährdeter und alkoholabhängiger Personen steigt weiter.

Dafür, daß sich Alkoholismus deutlich von anderen psychosomatischen Krankheiten abhebt, ist auf der einen Seite die besonders auffällige Form der seelischen Veränderungen verantwortlich, die er bewirkt. Auf der anderen Seite wird, während die auslösenden Bedingungen anderer psychosomatischer Erkrankungen bekämpft werden, die Verbreitung von alkoholischen Getränken eher gefördert. Die Droge Alkohol ist normalerweise uneingeschränkt gesellschaftsfähig, für jedermann frei zugänglich und durch ungeheuren Werbeaufwand weit verbreitet und akzeptiert.

Mit dieser Situation müssen Sie leben. Machen Sie Ihren persönlichen Weg weg vom Alkohol nicht davon abhängig, ob die gesellschaftliche Entwicklung diesen für Sie lebensnotwendigen Schritt nachvollzieht! Wenn Sie mit der Bekämpfung Ihrer persönlichen Krankheit warten wollen, bis die Alkoholwerbung aus Rundfunk, Fernsehen, Zeitung und von Plakaten verschwunden ist, sind Sie am Alkohol schon längst zugrunde gegangen.

Versuchen Sie doch einmal, die folgenden Kapitel unter dem Aspekt zu lesen, daß Ihnen Ihre Krankheit und die Bekämpfung dieser Krankheit eine wichtige Chance bieten können, um die Sie später einmal mancher beneiden könnte.

Was bedeutet das?

Sie wissen, daß viele Menschen, ähnlich wie Sie selbst, mit einer größeren Anzahl von Problemen zu kämpfen haben und sich im Leben unzufrieden, unerfüllt, belastet, müde fühlen. Manche Menschen haben gar nichts, an dem sie ihr Unzufriedensein festmachen können.

Solche Menschen finden schwer einen Weg oder auch nur einen Ansatzpunkt, ihre eigene Lebensproblematik zu lösen und ihr Leben auf zufriedenstellendere Gleise zu lenken.

Dort, wo eine Krankheit auftritt, ist dies meist ein deutliches Alarmsignal. Der Körper gibt klar zu erkennen, daß er unter den Bedingungen, denen er ausgesetzt ist, nicht angemessen funktionieren kann.

Psychosomatische Krankheiten stellen am deutlichsten einen Hilfeschrei des ganzen Menschen dar. Wer es lernt, diesen Hilfeschrei zu verstehen und daraus die richtigen Konsequenzen zu ziehen, der wird in Zukunft besser, angemessener und zufriedener leben können. Seine Krankheit war für ihn ein Signal in die richtige Richtung.

Umgekehrt kann man natürlich auch weiter auf den gleichen Gleisen fahren und die Zeichen, die die Krankheit setzt, übersehen oder falsch verstehen. Wer nach einem überstandenen Herzinfarkt so weiterlebt wie bisher, bei dem ist der nächste Infarkt schon programmiert. Wer sein Magengeschwür herausoperieren läßt, ohne sich in Zukunft in seinem gesamten privaten und beruflichen Umfeld zu ändern, der wird bald am nächsten Geschwür leiden.

Praktisch keine der psychosomatischen Krankheiten macht den Hilfeschrei des Körpers und der Seele so deutlich wie der Alkoholismus. Bei keiner Behandlung einer Krankheit ist die Mehrzahl der angebotenen Therapien und Hilfsmittel so sehr auf den ganzen Menschen und seine Lebensbewältigung abgestellt wie bei der Behandlung des Alkoholismus. Die Hilfs- und Behandlungsmöglichkeiten, die dem zur Verfügung stehen, der ehrlich, ohne Ausflüchte und Vorbehalte, seine Abhängigkeit besiegen will, können sich manche

»normale« problembeladene Menschen, die (noch) keine Krankheit als Signal haben, nur intensiv wünschen (und allenfalls mit viel Geld bei Therapeuten in Einzel- und Gruppengesprächen erkaufen).

Alkoholkrankheit als Chance – das bedeutet:

Wenn Sie es wirklich wollen – aber nur und ausschließlich dann! – können Ihnen Ärzte, Selbsthilfegruppen, Beratungsstellen und nicht zuletzt Therapien in Fachkliniken so viel an Lebenshilfe und Lebensbewältigung vermitteln, wie das bei keiner anderen Erkrankung der Fall ist – und diese Möglichkeiten stehen Ihnen völlig unabhängig von Ihrer sozialen Lage zur Verfügung.[*]

Was Sie erwartet, welche Wege Sie gehen müssen, um die richtigen Hilfen zu finden, und welche Hoffnungen Sie sich berechtigterweise machen dürfen, aber auch welche Schwierigkeiten Sie einkalkulieren müssen – all das finden Sie in den nächsten Kapiteln.

Wenn Sie diese Kapitel als Nicht-Abhängiger lesen, dann sollten Sie sich immer deutlich vor Augen halten, daß keines der dargestellten Angebote beim Suchtkranken irgendeine Wirkung entfalten kann, wenn er das Angebot nicht freiwillig annimmt. Es ist also zwecklos, wenn Sie gleich beim Lesen insgeheim Überlegungen wie diese anstellen: Wie bekomme ich den Abhängigen zum Arzt? Wie schaffe ich es, daß er eine Beratungsstelle aufsucht? Ist es möglich ihn einmal zu einer Sitzung einer Selbsthilfegruppe zu schleppen?

Vielmehr sollten Sie daran denken, daß die Hilfsangebote sich auch an Sie wenden: Der Arzt, der Erfahrung im Umgang mit Alkoholikern hat, kann auch Ihnen ganz persönlich Ratschläge geben, wie Sie beim Zusam-

---

* Privatversicherte haben oft sogar erheblich mehr Schwierigkeiten als Pflichtversicherte, eine Therapie finanziert zu bekommen (wenn man es wirklich will, geht das aber auch).

menleben mit einem Süchtigen selbst gesund bleiben können. Suchtberatungsstellen helfen auch den Angehörigen, mit ihren Schwierigkeiten fertigzuwerden, und manche erfahrenen Suchttherapeuten können Sie auch beraten, wie Sie am geschicktesten den Selbsterkennungsprozeß bei Ihrem trinkenden Angehörigen vorantreiben können. Auch die meisten Selbsthilfegruppen sind für Angehörige und nichtabhängige Mitbetroffene offen.

Zusammenfassung

Abhängiges, krankhaftes Trinken besteht, wenn jemand trotzdem weitertrinkt, obwohl er offensichtlich sich und anderen damit Schaden zufügt. Die 30 Fragen des sogenannten Jellinek-Schemas können bei der Einschätzung dieser Situation helfen. Oft kann nur der Betroffene selbst oder seine nächsten Angehörigen definitiv ein Urteil darüber ablegen, ob Alkoholismus besteht oder nicht.

Alkoholismus kann auch vorliegen, wenn landläufige Kriterien dafür fehlen: Auch ohne Schnapskonsum, sozialer Auffälligkeit und Kneipenbesuche kann jemand Alkoholiker sein. Auch trotz regelmäßiger Arbeit und scheinbar kontrolliertem Trinken kann Alkoholabhängigkeit bestehen, und gerade längere bewußt eingelegte Abstinenzphasen legen den Verdacht nahe, daß erhebliche Probleme im Umgang mit Alkohol bestehen – denn niemand käme sonst auf die Idee, sich den Umgang mit einem Genußmittel einzuteilen.

Wege weg vom Alkohol

Ich bin abhängig – Wie kann ich von meiner Sucht loskommen?

Um Sie nicht mit einer Forderung zu verschrecken, die Ihnen sicher zum jetzigen Zeitpunkt unmöglich erscheint, habe ich in den letzten Kapiteln bewußt keine klare Aussage darüber gemacht, welche Möglichkeiten bestehen, von der Alkoholabhängigkeit wieder loszukommen.

Dies soll jetzt geschehen.

Machen Sie sich kompromißlos klar: Alkoholismus ist mittlerweile eine sehr gut durchforschte Krankheit. Man hat im Laufe von Jahrzehnten, ja von Jahrhunderten, eine Vielzahl von Behandlungsmöglichkeiten und Therapien ausprobiert.

Als einzige echte praktikable Behandlungsmöglichkeit, die von dem allergrößten Teil der Mediziner und Psychologen gesehen wird, ist dies geblieben:

Wer sich von seiner Abhängigkeit freimachen will, darf keinen Alkohol trinken. Nie mehr – keinen Tropfen, kein einziges Glas, bis an sein Lebensende. *

Weshalb ist das so?

Sie wissen, daß die Abhängigkeit eine seelische und eine körperliche Seite hat. Die Droge Alkohol verändert die Erlebnisfähigkeit, die Gefühlswelt, das Verhalten und den Charakter des Trinkenden, so daß er eine seelische Struktur bekommt, die ihn zu dem Glauben veranlaßt, ohne Alkohol nicht auskommen zu können. Diese seelische Abhängigkeit kann man auf den Wegen, die in diesem Buch beschrieben werden, abbauen und wieder verlieren.

Nicht abbaubar ist der Prozeß der körperlichen Abhängigkeit: Der Körper des Alkoholabhängigen hat zu irgendeinem Zeitpunkt gelernt, den Alkohol so in seinen Stoffwechsel einzubauen, daß Alkohol für das Funktionieren der körperlichen Prozesse unabdingbar notwendig wird. Wenn kein Alkohol mehr zugeführt wird, kommt es zu meist deutlichen und spürbaren Entzugserscheinungen, die nach ein paar Tagen verschwinden. Der Körper ist dann »entgiftet«, er funktioniert wieder ohne Droge Alkohol.

In der Vorstellung der allgemeinen Öffentlichkeit ist für harte Drogen wie Heroin oder Morphium völlig klar, was auch für Alkohol gilt, aber oft geleugnet wird: Auch nach jahrelanger Alkoholabstinenz tritt die Um-

---

* Eine verschwindende Minderheit von Suchttherapeuten glaubt demgegenüber: Wenn es gelingt, die Lebensproblematik, die hinter dem süchtigen Trinken von Alkohol steht, zu erkennen und umfassend zu behandeln, dann kann der Abhängige irgendwann einmal wieder normal trinken. Wenn Sie aus dieser Meinung einer Minderheit den Schluß für sich ziehen, es auf diesem Wege zu versuchen, dann sollte Ihnen klar sein: Gerade diese Richtung der Suchttherapie verlangt ohne Kompromisse eine intensive, mehrmonatige stationäre Psychotherapie, eine jahrelange Weiterbetreuung und unbedingt das Erlernen des normalen Trinkens unter ärztlicher bzw. psychotherapeutischer Aufsicht. Daß jemand diesen Weg allein, ohne Hilfe schaffen kann, schließen gerade diese psychotherapeutischen Suchtmodelle aus. Einen umfassenden, überzeugenden Beweis für ihre Wirksamkeit können sie im übrigen nicht liefern.

stellung des Körpers, also der Einbau des Alkohols in den Stoffwechsel, sofort wieder ein, sobald Alkohol, auch in kleinsten Mengen, eingenommen wird. Dieser Prozeß erzeugt *sofort* wieder körperliche Suchterscheinungen. Die unvermeidbare Drogenwirkung (Abbau von Hemmungen, Spannung, Angst, Vorsicht…) läßt *sofort* die alten seelischen, falschen Verhaltensmuster wieder zum Vorschein kommen, die lebenslang nur verschüttet sind.

Hier tritt ein Phänomen auf, das auch in anderen Bereichen zu beobachten ist: Eine gezielte Veränderung von Verhaltensweisen unter Drogeneinfluß ist praktisch unmöglich. Therapeutische Techniken, wie Suggestion und Hypnose, Entspannungstechniken, wie das autogene Training, funktionieren auch beim normalen Menschen in aller Regel nicht, wenn er Alkohol zu sich genommen hat.

Sie müssen sich, genau wie ich, als Alkoholiker damit abfinden, daß sich unter dem Einfluß der Droge Alkohol ein selbständiges (autonomes) körperlich und seelisch schädigendes System aufgebaut hat. Dieses System können wir zwar durch Nichttrinken zum Schweigen bringen. Wir können in der Zeit, in der wir nicht trinken, die seelischen Schäden abbauen und reparieren und neue Verhaltensweisen aufbauen, die wir – betrunken oder nüchtern – nie besessen haben.

Aber eines werden wir nicht mehr können: uns unter Alkoholeinfluß normal benehmen, den Alkoholeinfluß steuern und kontrollieren.

Die falschen Wege: Kontrolliert trinken – weniger trinken – die Abhängigkeitsstufe erhalten

Sie wissen es schon: Der Versuch, kontrolliert zu trinken, und die Versuche, mit bestimmten Trinksystemen weniger zu trinken, ist geradezu typisch für den Verlauf der Alkoholkrankheit. Daß es vielen Abhängigen oft erstaunlich lange Zeit gelingt, ihr Trinkverhalten vorübergehend wieder scheinbar in den Griff zu bekommen, scheint aber gegen die Vorstellung zu sprechen, daß Alkoholismus eine unaufhaltsame, sich immer verschlechternde Erkrankung ist.

Betrachten wir aber noch einmal zusammenfassend das Verlaufsschema der häufigsten Form der Alkoholkrankheit (des Gamma-Alkoholismus), dann wird deutlich, welchen Stellenwert die Versuche, kontrolliert und weniger zu trinken, im Prozeß der Verschlechterung haben:

1. In der voralkoholischen Phase sucht der Alkoholiker Entlastung für seine Probleme im Alkohol. Er gleicht äußerlich in seinem Trinken völlig den nichtabhängigen problematischen Trinkern.

2 In der zweiten Phase kündigt sich das unaufhaltsame Ausbrechen der Krankheit an, eingeleitet in der Regel durch das Auftreten von Gedächtnislücken. Der Kranke ändert sein Verhalten, er merkt das, er trinkt zum Beispiel heimlich, er befindet sich noch in einem starken inneren Konflikt zwischen dem, was er selbst will, weil er es für sinnvoll hält, und dem, was die Sucht von ihm zwanghaft verlangt.

3. In der kritischen Phase kommt es zum Kontrollverlust. Kleinste Mengen Alkohol lassen den Abhängigen weitertrinken, bis er betäubt ist, bis ihm schlecht wird oder bis ein äußerer Zwang das Trinken beendet, z. B. das Ende

einer Feier, die Tatsache, daß kein Alkohol mehr da ist, das Trinkverbot durch eine andere Person.

4. In der letzten, chronischen Phase muß der Alkoholiker schon vormittags trinken. Er leidet unter deutlichen Entzugserscheinungen, wenn er auch nur wenige Stunden ohne Alkohol auskommen muß. Alkohol wird zum Mittelpunkt seines Lebens. Dieser Prozeß führt zum Zusammenbruch. Ob dabei körperliche, seelische oder soziale Schäden im Vordergrund stehen, ist unterschiedlich.

Im Endstadium hat der Alkoholiker keine Möglichkeit mehr als:

a) den *Tod*, der oft im Zusammenhang mit einer anderen körperlichen Folgeerkrankung des Alkoholismus auftritt oder auch dadurch, daß der durch Alkohol geschwächte Körper normale schwere Erkrankungen nicht mehr verkraftet;

b) die *Psychiatrie*, wenn er nach mehreren Delirien und dem sogenannten »Korsakow-Syndrom« irreparable Hirnschäden erlitten hat;

c) das *Dahinleben in völliger sozialer Isolierung*: sie sieht in den unterschiedlichen sozialen Schichten scheinbar verschieden aus, ist aber für den Betroffenen immer die Hölle;

d) das *Aufhören*.

Kontrolliertes Trinken und Weniger-Trinken-Wollen – das sind die Ausdrucksformen des seelischen Kampfes, mit dem sich der Betroffene seiner Krankheit stellt.[*] Dieser Kampf ist deshalb so typisch, weil selten jemand so kaputt ist, daß er sich von Anfang an völlig klaglos all dem überläßt, was die Abhängigkeit in ihm

---

[*] Auch von anderen psychosomatischen Krankheiten ist bekannt, daß es im Rahmen der seelischen Auseinandersetzung des Kranken mit seinem Leiden immer wieder einmal – aber immer nur vorübergehend – zu einer scheinbaren Besserung seiner Symptome kommen kann.

anrichtet. Aber der Kampf ist aussichtslos: In der Phase, in der der Wunsch nach kontrolliertem Trinken und Weniger-Trinken-Wollen auftritt, ist die Abhängigkeit schon nicht mehr aufzuheben. Wenn ich meine eigenen Phasen betrachte, in denen ich immer wieder versucht habe, mein Trinken unter Kontrolle zu bekommen, dann werden mir erst im Rückblick die Mengen von Energien klar, die ich aufwenden mußte. Der tägliche Kampf gegen das innere Bedürfnis weiterzutrinken; die ständigen Gedanken, welche Getränke ich in welchen Mengen zu mir nehmen durfte, um meine selbstgesteckten Grenzen nicht zu überschreiten; die Folgen: das Vermeiden mancher Geselligkeit, die Vorwürfe, die ich mir selbst immer wieder machte, das beschämende Gefühl, den Kontrollverlust geradezu körperlich zu erleben; – all dies erforderte, verlangte und verzehrte ein solches Maß an seelischer Kraft, daß der Interessenverlust an anderen Dingen zwangsläufig war.

Obwohl ich schon damals viel über Alkohol wußte, und ich mehrfach mir selbst gegenüber zugegeben hatte, abhängig zu sein, war ich wie vernagelt, was die Bereitschaft anbetraf, den einzig möglichen Weg zu gehen – das unbedingte Aufhören. Nachdem ich erkannt hatte, daß ich es nicht schaffte, kontrolliert zu trinken, ging ich den nächsten Irrweg. Ich nahm mir vor, mich wenigstens auf der Abhängigkeitsstufe zu halten, auf der ich mich befand, denn ich war der Meinung, damit noch einigermaßen gut leben zu können. Wenn ich schon nicht zurückkonnte auf dem Weg vom alkoholischen Elend ins normale Leben, dann wollte ich zumindest nicht weiter bergab gehen.

Was daraus wurde, habe ich schon an anderer Stelle beschrieben. Ohne daß ich es wahrnahm, bei scheinbar gleichem Trinkverhalten wie seit langem, nahm der

Prozeß der Abhängigkeit, wie er sich im Test von Jellinek spiegelt, seinen Fortgang.

In der Gruppe der Anonymen Alkoholiker konnte ich erkennen, daß mein Kampf gegen den Alkohol, wie er sich im Versuch des kontrollierten Trinkens, des Weniger-Trinkens und im Halten der Abhängigkeitsstufe widerspiegelte, völlig identisch mit dem Kampf jedes anderen Abhängigen gegen seine Erkrankung war.

Ich kann deshalb nur raten: Geben Sie den völlig aussichtslosen Kampf auf. Geben Sie zu, daß die Flasche stärker ist als Sie. Was immer Sie auch meinen, persönlich gegen Ihre Abhängigkeit im Alleingang unternehmen zu können, das haben schon Hunderttausende von Alkoholkranken vor Ihnen erfolglos versucht.

Versuchen Sie, es zu glauben, wenn ich Ihnen aus der persönlichen Erfahrung und aus der Erfahrung vieler anderer Alkoholkranker heraus sagen kann:

Das völlige Nichttrinken, also die Alkoholabstinenz, durchzuhalten bzw. überhaupt in Angriff zu nehmen, ist sicher nicht leicht. Es ist aber auf gar keinen Fall schwerer als der ständige Kampf ums kontrollierte Trinken. Wenn Sie begleitend zum Nichttrinken die richtigen Hilfen in Anspruch nehmen, wird Ihre Anstrengung um eine sinnvollere, angemessenere, unabhängige Lebensführung so schnell mit so deutlichen Erfolgen belohnt, wie Sie es sich unter gar keinen Umständen jetzt vorstellen können.

Der Weg zum Trockenwerden

Es ist Ihre eigene Entscheidung, ob Sie trotz allem, was Sie jetzt erfahren haben, noch mit sich selbst und Ihrem Trinkverhalten herumexperimentieren wollen. Wenn Sie glauben, der eine von Zehntausenden von Alkoholikern zu sein, der es schaffen wird, kontrolliert trinken zu können, dann probieren Sie es ruhig aus. Das einzige, was Sie dabei gewinnen können, ist die sichere Erkenntnis, daß es nicht geht. Allerdings werden Sie dann im Prozeß der schleichenden Verschlimmerung schon einige Stufen weiter sein.

Wenn Sie sich noch immer nicht sicher sind, ob Sie wirklich Alkoholiker sind, dann können Sie sich auch gerne dem einfachsten Experiment unterziehen, das möglich ist. Versuchen Sie einmal, über einen längeren Zeitraum hinweg keinen Alkohol zu trinken! Einige Wochen sollten es schon sein. Beobachten Sie sich während des Zeitraums genau, und versuchen Sie, diese Fragen zu beantworten:

- Hat es mich angestrengt, aufzuhören?
- Ging es mir ein paar Tage nach dem völligen Aufhören körperlich deutlich schlechter (Kopfschmerzen, Schlaflosigkeit, Unruhe, Übelkeit)?
- Mußte ich häufig (täglich) an Alkohol denken?

Wenn Sie diese Fragen bejahen müssen, dann stimmt etwas nicht bei Ihnen! Kein normaler Mensch, der nicht abhängig ist, hat Schwierigkeiten bei der Entscheidung, einige Zeit ohne Alkohol auszukommen. Niemand, der nicht auch schon körperlich abhängig ist, bekommt nach dem Aussetzen von Alkohol körperliche Mißempfindungen. Kein normaler Mensch denkt täglich an Alkohol.

Achten Sie aber nicht nur auf Ihren Körper – achten Sie auch auf Ihre Gefühle. Merken Sie an sich selbst deutliche Veränderungen gegenüber den Zeiten, in denen Sie

Alkohol zu sich genommen haben? Das kann, je nach Ihrer Persönlichkeit, sehr unterschiedlich sein:

• Entweder sind Sie nach längerem Trockensein sehr verstimmt, mißgelaunt, depressiv, resigniert, lustlos, verärgert – Sie fühlen sich rundum zum Wegschmeißen.
• Oder aber Sie fühlen sich in völliger Topform. Alles scheint zu gelingen, Sie fühlen sich fröhlicher, freier, unbeengter, leistungsfähiger, freundlicher.

Und wenn Sie sich ganz sicher sein können, auch eine ehrliche Antwort zu erhalten, dann fragen Sie auch mal Ihre Angehörigen:

• Fühlen sich die Angehörigen während der Zeit, in der Sie nicht getrunken haben, besonders unwohl oder aber im Gegenteil besonders wohl und zufrieden?

Alle diese Beobachtungen müßten Ihnen klar zeigen, daß Sie im »trockenen« Zustand sich als ganzer Mensch anders verhalten als unter dem Einfluß des Alkoholtrinkens. Dies ist der Beweis, daß der Alkohol Sie verändert hat und daß Sie abhängig sind.
Besonders wenn Sie zu dem Typ gehören, der ohne Alkohol für sich selbst und seine Umgebung völlig ungenießbar wird, dann nehmen Sie diese Beobachtung aber nicht als Entschuldigung fürs Weitertrinken. Sie müssen es vielmehr lernen, auch nüchtern so nett, freundlich, verträglich, lustig, umgänglich und sympathisch zu werden, wie Sie es ganz offensichtlich unter Alkoholeinfluß sind (lange bleibt das erfahrungsgemäß nicht mehr so).
Wenn Sie sich klar geworden sind, daß Sie alkoholab-

hängig sind, und wenn Sie deutlich einsehen, daß Ihnen keine andere Wahl bleibt, als durch völliges Vermeiden von Alkohol lebenslang von Ihrer Abhängigkeit und damit auch von Ihren Problemen loszukommen, dann führt dieser Weg zwangsläufig über zwei Stufen:

- über den körperlichen Entzug (die Entgiftung),
- über den seelischen Entzug (die Entwöhnung).

Was Sie auf beiden Stufen erwartet, möchte ich Ihnen im folgenden beschreiben, bevor Sie sich dann Gedanken darüber machen können, ob es möglich ist, den Weg weg vom Alkohol allein oder mit Hilfe der Angehörigen zu gehen.

Der körperliche Entzug – die Entgiftung

Sie sind vom Alkohol körperlich abhängig. Das bedeutet, daß Ihr Körper den Alkohol in seinen Stoffwechsel eingebaut hat und die normalen körperlichen Funktionen nur unter Alkoholeinfluß halbwegs ungestört ablaufen.[*]

Wenn Sie aufhören, Alkohol zu trinken, fehlt Ihrem Körper etwas. Weil etwas fehlt, kann er für einige Zeit nicht so funktionieren, wie er es gewohnt ist. Ihr Körper muß sich wieder umstellen – vom Funktionieren unter der Einwirkung einer Droge zum Funktionieren ohne Einwirkung einer Droge.

Wenn Sie zu den Alkoholikern gehören, die immer wieder Trinkpausen von einigen Tagen einlegen, dann erleiden Sie eigentlich immer wieder einen kleinen Entzug – vielleicht nennen Sie es Kater, vielleicht interpre-

---

[*] Daß dadurch körperliche Schädigungen entstehen können, kann hier außer acht gelassen werden.

tieren Sie es als Migräne oder Magenverstimmung, aber es ist der Alkoholentzug.

Normalerweise dauert der körperliche Entzug, die Entgiftung, einige Tage. Die Intensität des Entzugs und seine Dauer sind nicht so sehr von der Trinkmenge abhängig, sondern von der Art und Weise, wie Ihr Körper auf Alkohol reagiert hat.

Wenn Sie Glück haben, dann äußern sich die typischen Anzeichen des körperlichen Entzugs nur zögernd und erträglich. Besondere Hinweise auf Entzugserscheinungen sind:

- innere Unruhe, Nervosität;
- seelische Verstimmung (ängstlich, depressiv, antriebsarm, »müde«);
- Appetitlosigkeit, Übelkeit, Erbrechen;
- Schlaflosigkeit, Schlafstörungen;
- Schwitzen oder Frieren;
- unregelmäßiger Puls;
- Fingerzittern.

Die Entzugserscheinungen halten normalerweise 4-8 Tage an. Dann ist der Körper entgiftet, und jedes Verlangen nach Alkohol, das jetzt noch auftaucht, ist Zeichen Ihrer seelischen Abhängigkeit.

Nicht jeder hat das Glück, eine so stabile Gesundheit zu haben, daß er den körperlichen Entzug ohne viele Schwierigkeiten übersteht.

Wenn Sie gesundheitlich schon angeschlagen sind, wenn Ihre tägliche Trinkmenge sehr hoch war, wenn Sie schon auf geringe Mengen Alkohol sehr stark reagieren,

wenn Sie außer Alkohol noch regelmäßig Schlafmittel, Schmerzmittel oder Psychopharmaka zu sich nehmen, dann sollten Sie die Entgiftung unbedingt bei einem stationären Aufenthalt in einem Krankenhaus durchführen lassen, denn Ihnen droht bei einem Entzug entweder ein Delirium, oder aber es entstehen Folgeerscheinungen des Entzugs, die nur von einem Arzt richtig behandelt werden können. Vor allem bei schwereren Entzugserscheinungen kann es nötig werden, die körperlichen Beschwerden medikamentös zu bekämpfen. Hierfür stehen dem erfahrenen Arzt einige hochwirksame Medikamente zur Verfügung – die aber einen beängstigenden Nachteil haben: Sie machen schon nach sehr kurzer Zeit (2-3 Wochen) medikamentensüchtig.

Ob der Einsatz solcher Medikamente bei Ihnen nötig ist, kann von vornherein nicht entschieden werden. Andererseits können so rasch und plötzlich Entzugserscheinungen schwerer Art auftreten, daß ein ärztliches Eingreifen innerhalb sehr kurzer Zeit nötig – und lebensrettend! – sein kann.

Deshalb rate ich Ihnen dringend ab, auf den Vorschlag einzugehen, den Ihr Hausarzt Ihnen vielleicht machen wird, den Entzug allein zu Hause durchzustehen und dabei vorsorglich Tabletten einzunehmen, die er Ihnen verschreiben wird (s. auch Seite 125).

Soviel sollten Sie aber jetzt schon wissen: Ein Arzt, der Ihnen zum Entzug ein Rezept über Distraneurin verschreibt und Sie im übrigen unbetreut läßt, handelt dermaßen verantwortungslos, daß er Ihnen beim Weg weg vom Alkohol jetzt und künftig eher hinderlich ist, denn er provoziert geradezu eine Suchtverschiebung von der Alkohol- zur Medikamentenabhängigkeit.

Rein theoretisch wäre es möglich, die Entzugserscheinungen stark abzuschwächen, indem man über einen Zeitraum von einigen Wochen täglich immer weniger und weniger Alkohol trinkt, bis man schließlich ganz damit aufhört.

Einzelne Mitglieder unserer Selbsthilfegruppe haben diesen Weg auch geschafft, aber unter so enormer, selbstquälerischer Anstrengung, daß ihre Erzählungen sich wie Horrorgeschichten anhören im Vergleich zum »normalen« körperlichen Entzug auf einen Schlag.

Praktisch ist dieser Weg vor allem deshalb nicht gangbar, weil

- es auf der einen Seite trotzdem zu Entzugserscheinungen kommt, zu körperlichen Mißempfindungen, die mit »einem Gläschen mehr« dann doch umgangen werden;
- auf der anderen Seite eben die allergrößte Mehrzahl der Alkoholkranken gekennzeichnet ist durch den Kontrollverlust, d. h. ob Sie heute statt 10 Gläsern nur noch 8 oder 7 trinken, können Sie nicht entscheiden, weil Ihre Abhängigkeit Sie zum Weitertrinken zwingt.

Der sicherste und mit ärztlicher Hilfe auf jeden Fall mögliche Weg für jeden ist: »Das erste Glas stehen lassen« – also keine Entscheidungen darüber treffen, wieviel ich heute noch trinken darf, wie wenig ich morgen trinken muß, um übermorgen gar nichts mehr zu mir zu nehmen – sondern eben nichts zu trinken, keinen Tropfen anzurühren.

Am Ende des Entzugs, ob Sie ihn für sich allein gemacht haben oder ob Sie die Hilfe eines Arztes oder Krankenhauses in Anspruch nahmen, ist Ihr Körper frei vom Zwang, zu seinem Funktionieren Alkohol zu benötigen. Das merken Sie daran,

- daß Ihre Hände normalerweise nicht mehr zittern,

- daß Sie nachts halbwegs ruhig schlafen können,
- daß Sie sich innerlich etwas ruhiger fühlen,
- daß Sie mit halbwegs gutem Appetit essen können und das Essen bei sich behalten.

Alles, was nun noch passiert, ist die Befreiung aus der seelischen Abhängigkeit – die »Entwöhnung« vom Alkohol. Das körperlich Schlimmste haben Sie mit der Entgiftung hinter sich, aber auch den kürzesten Weg. Die Befreiung aus der seelischen Abhängigkeit ist schwieriger, sie dauert länger. Und vor allem: Man kann Sie zwar zwangsweise entgiften. Aber eine dauerhafte Entwöhnung ist, ohne daß Sie es wollen und dabei mitmachen und ohne Ihr eigenes Zutun, völlig unmöglich.

Der seelische Entzug – die Entwöhnung

Bevor man zum abhängigen Alkoholiker wird und das selbst feststellt, vergehen in aller Regel eine Reihe von Jahren. In dieser Zeit haben Sie eine Reihe von Verhaltensweisen aufgebaut und entwickelt, die mit dem Alkohol in engem Zusammenhang stehen.

Das ist logisch, da Sie einen wesentlichen Teil der letzten Jahre unter Alkoholeinfluß verbracht haben.

Oft wird leicht vergessen, daß die meisten Alkoholiker nur noch oder sehr oft unter Alkoholeinfluß schlafen. Die Alkoholeinwirkung verändert Schlafdauer, Schlaftiefe und damit auch die Dauer und die Intensität der Träume. Es ist heutzutage keine Frage mehr, daß unsere Träume von hoher Bedeutung für die Bewältigung unseres unbewußten Erlebens sind. Als Alkoholiker können Sie sich demnach sicher sein, daß nicht nur Ihre Erlebnisse im wachen Zustand, sondern auch Ihre alkoholisierten Träume Sie in Ihrer Entwicklung beeinflußt haben. Wenn Sie es einmal schaffen, längere Zeit ohne Alkohol zu leben, werden Sie die Veränderung Ihrer Träume sehr deutlich wahrnehmen. Vielleicht gehören Sie zu denen, die ihr problematisches, abhängiges Trinken damit entschuldigen, daß Sie schon immer übermäßig viele Sorgen, Ärger und Schwierigkeiten hatten. Möglicherweise denken Sie, daß diese Schwierigkeiten vor allem von außen an Sie herangetragen werden. Dann machen Sie andere verantwortlich für Ihren Alkoholismus. Oder aber Sie sehen mehr die Schwierigkeiten in sich selbst. Dann halten Sie sich vielleicht für besonders labil, sensibel, nervös, unfähig und beeinflußbar.

Wenn Sie dauerhaft vom Alkohol loskommen wollen, dann müssen Sie die Verhaltensweisen, Erlebnisweisen, Gefühle und Gedanken, die in engem Zusammenhang mit Ihrem Trinken stehen oder stehen könnten, langfristig zu verändern versuchen. Das ist unabhängig davon, ob Sie der Meinung sind, daß Sie erst durch äußere oder innere Probleme zum Trinker wurden, oder ob Sie denken, daß Ihnen erst Ihr Trinken jede Menge Probleme gebracht hat.

Dies ist ein langer und oft unangenehmer Lernprozeß. Sie sollten sich auf keinen Fall Illusionen darüber machen, daß mit dem körperlichen Entzug sich alle weiteren Probleme von selbst regeln werden. Aus anderen Bereichen wissen Sie bestimmt, wie schwer es ist, eine einmal eingewöhnte Verhaltensweise wieder loszuwerden.

Vielleicht haben Sie schon einmal versucht, das Rauchen aufzugeben. Vielleicht gehören Sie, wie ich, zu denjenigen, die sich immer wieder vergeblich bemühen, etwas Ordnung zu halten. Vielleicht haben Sie einen nervösen Tick und haben schon oft versucht, ihn sich abzugewöhnen.

An diesen Beispielen können Sie sich klarmachen, vor welcher Aufgabe Sie stehen, wenn Sie einen Rückfall in die unaufhaltsame, tödliche Krankheit Alkoholismus vermeiden wollen.

Vier Bereiche sind es vor allem, die im Laufe des seelischen Entzugs bearbeitet werden müssen.

1) Sie müssen lernen, »Verhaltenslöcher« zu füllen.

Das bedeutet, daß Sie fortan eine Vielzahl von Situationen ohne Alkohol überstehen müssen. Wie fülle ich den ganzen Abend, ohne einen Schluck trinken zu können? Wie genieße ich Essen, ohne das Gefühl zu haben, auf etwas verzichten zu müssen, wenn ich dabei keinen Alkohol trinken darf? Was mache ich sonntags morgens, wenn ich regelmäßig beim Frühschoppen war und mich nun die Gesellschaft anödet, weil alle stark trinken? Was biete ich Gästen an, wenn ich keinen Alkohol im Haus habe? Wie lehne ich Alkohol ab, wenn er mir freundlicherweise und gutgemeint angeboten wird?

Viele entgiftete Alkoholiker scheitern schon in diesem Bereich: Das Leben ohne Alkohol scheint ihnen auch nach dem körperlichen Entzug so leer, sinnlos und langweilig, daß sie wieder zur Flasche greifen, früher oder später.

Wenn Sie also nicht aktiv daran arbeiten, die »Verhaltenslöcher« zu füllen, ist ein Rückfall programmiert.

2) Sie müssen lernen, Fehlverhaltensweisen abzubauen, die Sie früher zum Trinken gebracht haben.

Dieser Punkt dürfte Ihnen vor allem dann klar sein, wenn Sie sich bisher in die Kategorie der Problemtrinker eingeordnet haben. Wer vorzugsweise dann Alkohol trinkt, wenn er sich geärgert hat, der muß in Zukunft lernen, seinen Ärger anders zu bewältigen als durch den Griff zur Flasche.

Wem es vorzugsweise bei freudigen, geselligen Anlässen passiert ist, daß er zur Steigerung seiner Stimmung so viel trank, bis er zuviel hatte, der muß lernen, in Zukunft bei allen Feiern und Festen mitzumachen (oder fortzubleiben), sich mitzufreuen und Spaß zu haben, ohne daß Alkohol nötig ist.

Wer mit anderen, vor allem mit dem anderen Geschlecht, nur in Kontakt kommt, wenn er sich durch Alkohol entspannt hat, der muß lernen, Kontakte zu knüpfen und aufrechtzuerhalten, ohne Alkohol zu Hilfe zu nehmen.

Unabhängig von den Situationen, in denen Sie vorzugsweise tranken, müssen Sie Ihre gesamte Zukunft ohne Alkohol meistern lernen.

3) Sehr genau müssen Sie darauf achten, daß keine Suchtverschiebung eintritt.
Die größte Gefahr geht dabei von Medikamenten aus: Für den trockenen Alkoholiker sind unter allen Umständen die Medikamente, die in ihrer Wirkung dem Alkohol ähneln, absolut verboten. Innerhalb von wenigen Tagen kann sonst bei Ihnen eine ausgeprägte Medikamentenabhängigkeit eintreten. Zu den für Sie verbotenen, weil suchterzeugenden Mitteln gehören vor allem:

- alle Schmerzmittel,
- alle Schlafmittel und
- alle Aufputsch- und Beruhigungsmittel,

und zwar unabhängig davon, ob diese Mittel frei verkäuflich sind oder nicht!!

Genauer aufpassen und darüber mit jemandem sprechen sollten Sie, wenn Sie während des Trockenwerdens und während längerer Zeit des Nichttrinkens plötzlich folgende Verhaltensweisen an sich beobachten:

- Sie arbeiten wie besessen, Tag und Nacht, und werden unruhig, sobald Sie eine Pause einlegen müssen.
- Sie fangen an, sich nur noch von Süßigkeiten zu ernähren.
- Sie nehmen in kurzer Zeit enorm zu – ob mit oder ohne Süßigkeiten.
- Sie entdecken Interesse am Glücksspiel.
- Sie werden chronisch krank und sehen sich aufgrund der ärztlichen Ratschläge gezwungen, Medikamente zu nehmen, umfangreiche Therapien anzufangen und eine Menge von Behandlungsmaßnahmen auf sich zu nehmen.

Alle diese Beobachtungen können (aber müssen nicht) darauf hindeuten, daß Sie es nicht lernen, Ihr Leben ohne Alkohol richtig zu meistern, sondern daß Sie Ihre Krankheit auf einen anderen Bereich verlagern.

4) Sie müssen außerdem lernen, neue, positive, nichtalkoholische und nüchterne Verhaltensweisen aufzubauen und zu stabilisieren.

Das Füllen von Verhaltenslücken, das Vermeiden von Fehlverhaltensweisen und von anderen Süchten allein reichen oft nicht aus, um dauerhaft dem seelischen Zwang zu entkommen, Alkohol trinken zu müssen.

Was das bedeutet, kann entsprechend Ihrer Persönlichkeit sehr unterschiedlich sein. Es gibt keinen »typischen« Alkoholikercharakter.

Trotzdem läßt sich das, was Sie in Ihrem persönlichen Bereich werden ändern müssen, weitläufig beschreiben. Bei der folgenden Darstellung von Persönlichkeitsmerkmalen beim Abhängigen sollten Sie nur nach den Aussagen suchen, bei denen Sie einen Teil Ihrer selbst beschrieben finden.*

Wenn andere Beschreibungen auf Sie nicht zutreffen oder auch, wenn Sie sich gar nicht in den Beschreibungen wiederfinden können, ist dies trotzdem kein Argument gegen Ihre Abhängigkeit. Einerseits ist die folgende Darstellung nämlich nur sehr stichpunktartig, andererseits könnte Ihre Abwehr gegen die Selbsterkenntnis so hoch sein, daß Sie zur Zeit noch nicht richtig einschätzen können, was bei Ihnen der »seelische Entzug« bedeutet. Mir selbst ist es zumindest so gegangen, daß ich auf wesentliche Punkte meiner abhängigen Persönlichkeit erst im Lauf längerer Zeit der Trockenheit gestoßen bin, obwohl ich lange vorher schon entsprechende Hinweise von Freunden erhalten hatte.

Den meisten Abhängigen, also auch den meisten Alkoholikern, fällt es schwerer als vielen anderen Leuten, Spannungen auszuhalten.

Dinge, die in der Zukunft liegen, werden übermäßig ungeduldig erwartet. Wenn es unangenehme Dinge sind, die vor einem liegen, möchte man am liebsten weglaufen. Sind es angenehme Dinge, dann wird man über den Alltag ärgerlich, der einen noch vom freudigen Ereignis trennt.

Erlebnisse der Vergangenheit werden übermäßig lange

---

* Vgl. zu den folgenden Abschnitten: Helmut Harsch, a.a.O., S. 105ff

»mit sich herumgeschleppt«. Wenn es unangenehme Dinge waren, können sie für Stunden und Tage die Laune verderben und verhindern, daß man freudigere Entwicklungen überhaupt registriert. Sind es angenehme Dinge gewesen, so gestalten sich die Tage und Wochen danach zu traurigem Alltag, der in keiner Weise mit dem konkurrieren kann, was man eigentlich immer haben möchte. Der Abhängige kann von sich aus, im nüchternen Zustand, nur schwer abschalten.

Sowohl im Gefühlsbereich wie im Handlungsbereich neigt der Abhängige, als Folge dieser dauernden Spannungen, zu Extremen. Manche Abhängige neigen zu einem Extrem, andere vereinigen mehrere – oft sich widersprechende – in sich.

Ausgeglichene Stimmungslagen sind deshalb selten. Dem Betroffenen geht es entweder überragend gut, oder er fühlt sich deprimiert und am Boden zerstört. Der Betrunkene, der noch vor einer halben Stunde die gesamte Gesellschaft mit seinen Witzen unterhielt, kann wenig später, allein mit seiner Frau zu Hause, heulend sein Leid und seine Einsamkeit beklagen. Ähnliche Schwankungen finden sich auch im alltäglichen Leben. Ein halbwegs vernünftiges Mittelmaß ist nur schwer einzuhalten.

Im Beruf sind Abhängige oft sehr tüchtig: Sie arbeiten mehr als andere, drängen sich geradezu nach Extraaufgaben, Posten, ehrenamtlichen Tätigkeiten. Vor allem Abhängige im produktiven oder kreativen Bereich arbeiten »explosionsartig«: Tage- und wochenlang wird fast nichts erledigt, dann kommt es zu enormen Arbeitsschüben über mehrere Tage, die dann wieder abklingen. (Wenn ich persönlich einmal Zweifel an meiner abhängigen Persönlichkeit habe, dann brauche ich nur zu beobachten, wie ich an meine Arbeit gehe.)

Andere Abhängige leisten dagegen beruflich überhaupt nichts: Sie zeigen sich völlig uninteressiert. Die Arbeit macht keinerlei Spaß. Sie arbeiten langsamer, umständlicher, unsorgfältiger und fehlerhafter und sind auch durch Ermahnungen nicht zu beeinflussen.

Vor allem in der Abhängigkeit des Betroffenen von anderen Menschen zeigt sich oftmals das Gestörte der Persönlichkeit sehr deutlich. Ein ausgeglichenes Maß an Toleranz, aber auch an ausreichender eigener Interessenvertretung im Umgang mit anderen ist selten vorhanden. Der Abhängige zeigt sich entweder größtenteils schroff, abweisend, überlegen, ironisch, er wirkt arrogant, unangreifbar, unpersönlich – weil er keinen an sich herankommen lassen will.

Oder aber er paßt sich geradezu unterwürfig an: Er verleugnet im Gespräch mit anderen ständig seine eigene Meinung, jeder kommt mit ihm »gut« aus, weil er jedem nach dem Munde redet. Er tut anderen jeden Gefallen, selbst wenn er es eigentlich nicht will. Er läßt sich ausnutzen, ohne seinen Ärger darüber auszudrücken. Von ihm hat man noch nie eine eigene Meinung oder gar einen ausdrücklichen Wunsch gehört, der anderen Interessen zuwiderlaufen könnte.

Dem Abhängigen gelingt es außerdem nicht, das richtige Maß zwischen Spaß und Ernst zu finden. Unter Alkoholikern gibt es ausgemachte »Spaßvögel«, jederzeit zu einem Scherz bereit, Stimmungskanonen, Blödelkünstler – aber unfähig zu einem ernsten Gespräch. Andere Alkoholiker wiederum sind kaum zum Lachen zu bekommen. Sie neigen zu Grübeleien, wägen jede Situation in allen Aspekten ab, bevor sie Stellung nehmen.

Sie philosophieren, theoretisieren und argumentieren

fast ständig in ernsthaftester Weise – auch wenn das der jeweiligen Situation völlig unangemessen ist.

Eine schroffe Abwehr jeder Art von Kritik geht meist einher mit einem geheimen Gefallen daran, andere Menschen zu kritisieren, zu verspotten und schlechtzumachen. Ein gesundes Ausmaß von »leben und leben lassen« ist unter Umständen nicht mehr zu erkennen.

In Beziehungen zu anderen Menschen werden oftmals nur die Pole »Liebe« und »Haß« verwirklicht, nicht die gesamte Bandbreite dazwischen. Der Abhängige neigt zu »Klammerfreundschaften«, die den anderen zu ersticken drohen. Nur geringes Abweichen des Partners von dem vorgefertigten Bild läßt Liebe oftmals in Haß umschlagen. Der Alkoholiker lernt deshalb oft immer neue Menschen kennen, die er über kurze oder längere Zeit als seine Freunde betrachtet. Er sucht sich nach den ersten Konflikten jedoch sofort andere Leute, statt daß er mit Schwierigkeiten, Konflikten und Differenzen fertig zu werden versucht.

Wenn Sie nur in wenigen Punkten eigene, extreme Verhaltensweisen bei sich entdecken, dann sollten Sie sich klarmachen, daß Sie sich im Laufe der Zeit ändern sollten. Weil keine der beschriebenen Verhaltensweisen dem normalen Leben angepaßt ist – auch Ihrem nicht! –, wird es immer wieder Schwierigkeiten mit der Lebensbewältigung im Alltag geben. Sie kennen aus diesen Schwierigkeiten einen vermeintlichen Ausweg: den Alkohol. Wenn Ihre Schwierigkeiten nur ein gewisses Maß übersteigen, dann kann Ihr seelisches Verlangen nach Alkohol wieder übermächtig werden und Sie überwältigen.

Es sind vor allem drei wesentliche Bereiche, in denen Sie lernen müssen, Ihre Gefühle und Verhaltensweisen in Zukunft realitätsbezogen und nicht selbstzerstörerisch einzusetzen:

- Sie müssen bereit werden, sich Ihrer persönlichen Realität zu stellen und sich selbst keine Fluchtwege mehr zuzulassen. Dazu gehört vor allem das Zugeständnis, daß Ihr Leben auch von Bedingungen bestimmt wird, über die Sie keine Macht haben und die Sie nicht kontrollieren können. Diesem Leben, so wie es ist, müssen Sie sich stellen.
- Sie müssen sich zugeben, daß Sie eine *begrenzte Macht* haben. Falls Sie jemand sind, der sich bisher völlig hilflos und abhängig von äußeren Mächten fühlt, bedeutet das die Aufforderung, endlich das aktiv zu tun, was Sie tun können. Sind Sie dagegen ein überaktiver »Machertyp«, überall mit Kraft und Energie dabei, dann müssen Sie zugeben, daß auch Sie nicht alles erreichen können. Es gibt Widerstände und Hindernisse, die nicht zu überwinden sind, und daran zu scheitern ist keine Schande.
- Sie müssen versuchen zu erkennen, wo Sie selbst im Spannungsfeld zwischen Abhängigkeit und Freiheit in Ihrem gesamten Leben stehen. Gehören Sie eher zu denen, die sich völlig willenlos von allen äußeren und inneren Einflüssen herumtreiben lassen? Oder sind Sie jemand, der sich immer wieder mit verzweifelter Anstrengung gegen alles zu stemmen versucht, was Sie selbst und Ihre Umgebung unabänderbar geprägt hat?

Die sichere Fähigkeit, alle Situationen des Lebens ohne Alkohol meistern zu können, wird auf dem Weg täglicher Kleinarbeit wiedergewonnen. Es gibt Alkoholiker, die der Ansicht sind, nach etwa einem Jahr trockenem Leben einigermaßen Bescheid über sich selbst zu wissen und ein nüchternes, zufriedenes Leben führen zu können.

Andere sind der Meinung, daß die Rückgewinnung und Aufrechterhaltung eines realitätsbezogenen Lebens immer wieder neu geschehen muß.

Welcher Meinung Sie sich einmal anschließen können, das läßt sich nicht voraussagen.

Sie werden aber mit Sicherheit feststellen: Wenn Sie im Laufe von Wochen und Monaten immer mehr Erfolge in einer konkreten und angemessenen Alltagsbewältigung erzielen, dann wird dieses Erlernen neuer, nüchterner Verhaltensweisen eine umfassende, beglückende Erfahrung sein.

Wenn Sie, mit welchen Hilfen auch immer, den Weg der seelischen Entwöhnung gehen und nicht nur täglich dagegen ankämpfen, etwas trinken zu wollen, dann werden auch Sie bald hinter diesen Sätzen stehen können, die die Erfahrung fast aller ehemaliger Alkoholiker widerspiegeln:

»Als wir noch tranken, kam uns das Leben ohne Alkohol überhaupt nicht wie ein Leben vor. Wir sind überrascht, wenn wir feststellen, daß ein nüchternes Leben nicht die traurige, spielverderberische Angelegenheit ist, die wir erwartet haben... Wir ziehen unser heutiges Leben dem früheren vor.«[*]

Sie müssen nur für sich selbst vom Alkohol wegkommen wollen

Ich denke, man braucht nicht darüber zu diskutieren: Daß Sie und ich alkoholabhängig wurden, liegt nicht nur an unserer körperlichen Veranlagung und nicht

---

[*] Anonyme Alkoholiker (Hrsg.): Trocken bleiben – nüchtern leben. 3. Auflage 1982.

nur an den Trinkmengen, die wir konsumiert haben, sondern an Faktoren, die auf unsere Persönlichkeit eingewirkt haben. Wir konnten mit Schwierigkeiten und Gefühlen nicht angemessen und realitätsbezogen umgehen.

Bitte zählen Sie jetzt nicht in Gedanken die Vielzahl von ganz besonders schwierigen Bedingungen auf, denen Sie unterliegen. Ich antworte Ihnen mit dem Hinweis auf die Vielzahl von Leuten, die trotz Scheidung, trotz kranker und behinderter Angehöriger, trotz Sterbefällen in der Familie, trotz Arbeitsstreß und Arbeitslosigkeit nüchtern mit ihrem Leben klarkommen.

Daß wir, Sie und ich, den Drang verspüren, Sorgen, Aufregung, Ärger und ähnliche Gefühle »wegzukippen« oder einfach nur ein Glas zu trinken, weil alles prima ist, ist Zeichen einer seelischen Fehleinstellung.

Niemand, ob abhängig oder nicht, gibt alte Verhaltensweisen auf, wenn das nicht wirklich nötig ist, und wenn er das nicht wirklich will.

Zwei Möglichkeiten gibt es:

1. Die alten Verhaltensweisen hängen einem zum Hals heraus. Man merkt, daß man nicht mehr richtig klarkommt. Man sieht, wie man immer wieder gegen die Wand rennt. Man erkennt, daß man sich immer tiefer und tiefer in etwas verstrickt, was man gar nicht möchte.
2. Neue Verhaltensweisen erscheinen einem so verlockend, daß man bereit ist, dafür die alten aufzugeben.

Der Anstoß, das süchtige Trinken aufzugeben, kommt anfangs in der überwiegenden Mehrzahl der Fälle aus dem ersten Bereich: Man erkennt, daß es so wie bisher einfach nicht mehr weitergeht. Man fühlt sich immer mehr eingeengt und bedrängt. Man sucht eine Alternative, um das Leben anders und besser zu gestalten. Der zweite Bereich kann spätestens dann wirksam werden, wenn Sie einmal Gelegenheit hatten, mit trockenen Alkoholikern zu sprechen und staunend wahrzunehmen, welche Ausmaße der körperlichen und seelischen Wiederherstellung die Alkoholabstinenz mit sich bringen kann.

Es ist klar, daß zu der Alkoholentwöhnung nicht allein die körperliche Entgiftungsphase gehört, sondern auch die seelische Entwöhnung – deshalb reicht es nicht aus, nur einfach nichts mehr zu trinken. Weil die seelische Entwöhnung aber über den Weg der Verhaltensänderung geht, wird niemand, aber auch nicht einer, bereit sein, diesen schwierigen Weg wirklich zu gehen, *wenn er nicht ganz für sich allein erkennt, daß er keine andere Wahl und keinen anderen Wunsch hat.*

Es gibt immer wieder Leute, die unter dem Druck und dem Einfluß ihrer Umgebung fest entschlossen sind, das Trinken nun ein für alle Male aufzugeben. Sie zittern sich durch die Entgiftungsphase, quälen sich wochen- und monatelang (manchmal sogar Jahre) tagtäglich mit der Versuchung herum, etwas Alkohol zu trinken, ohne daß sie eigentlich eine Erklärung dafür hätten, weshalb dieser Wunsch auftritt – und früher oder später kommt es doch zu einem Rückfall, weil der seelische Druck zu groß wird. Der äußere Anlaß für diesen Rückfall ist meist geringfügig. Der Betroffene selbst aber könnte ziemlich genau darüber berichten, welche Stimmungen, Gefühle und Bewegungen in ihm waren, bevor er wieder anfing.

Das sind Anlässe zum Nichttrinken, die aller Erfahrung

nach nicht tauglich sind, eine langfristige Trockenheit zu garantieren:

- der Wunsch des Partners (der Kinder, der Eltern),
- um eine Scheidung zu vermeiden,
- um das Sorgerecht zu erhalten oder wiederzuerlangen,
- um eine Kündigung (Wohnung, Arbeit) zu vermeiden,
- um sich einen neugewonnenen Arbeitsplatz zu sichern,
- um eine Bewährungsstrafe nicht absitzen zu müssen,
- um den Führerschein wiederzuerlangen oder zu behalten,
- um ein Silvestergelöbnis einzuhalten,
- um Gesundheitsschäden zu vermeiden,
- um wieder sexuell leistungsfähig zu werden.

Machen Sie sich einmal persönlich klar, ob Sie selbst weg vom Alkohol wollen, oder ob Sie nur die Wünsche von anderen erfüllen. Wollen Sie nichts mehr trinken, um damit ein ganz bestimmtes Ziel zu erreichen?
Dann haben Sie nur geringe Chancen, erfolgreich nüchtern zu werden. Klären Sie noch einmal Ihre Gefühle. Denn weitere Schritte sind erst dann sinnvoll, wenn Sie selbst *bedingungslos* für sich allein den Wunsch haben, mit dem Trinken aufzuhören.

Sie schaffen es nicht allein

Vielleicht haben Sie nur wenige Schwierigkeiten, die körperliche Entgiftung durchzustehen. Vielleicht können Sie, so wie ich und viele andere auch, während der Tage des Alkoholentzugs sogar noch weiter arbeiten gehen.

Kann auch der seelische Entzug allein bewältigt werden? Ich habe es geglaubt. Ich habe sogar nach den Hinweisen, die ich in Büchern über Alkoholismus fand, versucht, an mir zu arbeiten, neue Verhaltensweisen zu entwickeln und meine Gefühle zuzulassen.

Ich bin gescheitert. Nach 2 Monaten Nichttrinkens fühlte ich mich mieser und deprimierter als zu Trinkzeiten. Weil ich unbedingt weg vom Alkohol wollte, biß ich in den vermeintlich sauren Apfel: Ich, der ich immer sehr stolz auf meine Fähigkeit zur Selbsterkenntnis, zur Veränderung meines Verhaltens und auf meine Unabhängigkeit von anderen war, schloß mich der Selbsthilfegruppe der Anonymen Alkoholiker an.

Nach wenigen Besuchen der regelmäßigen Treffen wußte ich: Das war für mich der richtige Weg. Alleine hätte ich es nicht weiter geschafft.

Daß ich so fühle, ist noch kein Beweis, daß es nicht anderen möglich ist, allein, unabhängig von Beratern, Therapeuten, Ärzten oder Selbsthilfegruppen, vom Alkohol dauerhaft wegzukommen. Wenn Sie glauben, daß Sie es allein schaffen, dürfen Sie das auch ruhig probieren. Achten Sie dabei aber auf alle Fälle auf Ihre Gefühle, und nehmen Sie sich fest vor, einen Schritt weiter zu gehen, wenn Sie es nicht schaffen, und Hilfe und Rat in Anspruch zu nehmen.

Weshalb es bis auf vereinzelte Ausnahmen[*] kaum jemanden gibt, der von sich aus allein den körperlichen und den seelischen Entzug schafft, möchte ich versuchen zu erklären:

Die Wiedergewinnung des seelischen Gleichgewichts,

---

[*] Oft scheint es nur so, daß jemand ohne Hilfen vom Alkohol weggekommen ist, denn viele reden nicht gern darüber, daß sie regelmäßig mit Suchtberatern sprechen oder Selbsthilfegruppen besuchen.

die das Ziel der Entwöhnung ist, ist stark davon abhängig, wieweit es möglich ist, den Abhängigen dazu zu bringen, seine eigenen Gefühle zu äußern und seine Verhaltensweisen kritisch zu sehen. Auf alle Fälle muß er Fehler zugeben können, und er muß bereit sein, daraus zu lernen.

Fehler zuzugeben fällt nicht nur dem Abhängigen schwer. Auch normale Menschen haben erhebliche Schwierigkeiten.

Sie werden zugeben müssen, daß Sie bislang kaum einen wichtigen Persönlichkeitsfehler bei sich selbst hätten entdecken und korrigieren können, wenn Ihnen nicht Hinweise aus der Umgebung gedankliche und praktische Hilfen geboten hätten.

Wenn Sie wirklich für sich sagen können, daß Sie im Laufe Ihres Lebens einmal Verhaltensweisen entscheidend geändert haben, die vorher schon lange eingefahren waren, dann werden Sie gleichzeitig zugestehen müssen, daß Ihnen dabei äußere Anlässe entscheidend geholfen haben.

Daß es in unserem seelischen Erleben bewußte und unbewußte Bereiche gibt, ist heutzutage Allgemeinwissen.

Weil es unangenehm und schmerzhaft ist, Fehler zuzugeben, sorgt unser Unbewußtes normalerweise – und beim Abhängigen ganz besonders – dafür, daß wir diese Fehler einfach nicht erkennen. »Abwehr« heißt der Begriff dafür.

Ich kann mich an einige wichtige Beispiele aus meinem eigenen Leben erinnern:

Ich habe mich vor über 10 Jahren mit einem Freund vehement zerstritten, weil er mir sagte, daß ich alles, was ich tue, immer so mache, daß andere es sehen und anerkennen können. Heute muß ich, im Zuge des Nüchternwerdens, genau diese Abhängigkeit von anerkanntem Erfolg als eins meiner wesentlichsten Probleme erkennen, zugeben und verändern.

Ich war seit meiner Kindheit Nägelbeißer. Immer, wenn jemand hierin einen Hinweis auf eine seelische Störung sah, wies ich ihn energisch zurück: ein harmloser Tick – jedes dritte Kind beißt mittlerweile Nägel –, nichts Schlimmes. Nachdem ich wenige Male bei den Treffen der Anonymen Alkoholiker war, konnte ich meinen 25jährigen »harmlosen Tick« ohne Schwierigkeiten ablegen. Er war, wie es mir vorher schon vielfach gesagt wurde, Ausdruck meiner Spannung, die dadurch entstand, daß ich mit allen Problemen allein fertig werden wollte.

Selbst durch hilfreich gemeinte Hinweise der Umgebung kommt man oft nicht zu entscheidenden Schritten in der Selbsterkenntnis, allein schon gar nicht.

Die Mauer der Abwehr ist vielfach zu hoch – und auf die normale Mauer der Abwehr, die jeder Mensch hat, zieht der Abhängige oft noch meterhoch Stacheldraht.

Überlegen Sie sich einmal, daß es keine Schande ist zuzugeben, daß man es allein nicht schafft. Nutzen Sie vielmehr die vielfältigen Chancen, die sich heutzutage – Gott sei Dank! – in der Form unterschiedlichster Hilfsangebote dem Alkoholiker bieten.

Zusammenfassung

Wer alkoholabhängig ist, für den gibt es keinen Weg zurück: Versuche, kontrolliert zu trinken oder dauerhaft weniger zu trinken, sind ebenso zum Scheitern verurteilt wie der Versuch, wenigstens seine Abhängigkeitsstufe zu erhalten.

Abstinenz ist die einzige Lösung – das dauerhafte Trockenbleiben. Der körperliche Entzug, die Entgiftung, dauert manchmal nur wenige Tage. Der seelische Ent-

zug, die Entwöhnung, ist ein langer Prozeß. Weil es dabei darum geht, radikal umzudenken und neue Verhaltensweisen für wesentliche Bereiche des Lebens zu erlernen, schafft das niemand ohne Hilfe.

Wo findet man Hilfen beim Trockenwerden?

Weil Sie den Weg zu einem zufriedenstellenden Leben
ohne Alkohol mit ziemlicher Sicherheit nicht allein finden können, müssen Sie Hilfe in Anspruch nehmen.
Sie brauchen eventuell medizinische Hilfe bei der körperlichen Entgiftung. Außerdem brauchen Sie seelische
Hilfe und Unterstützung beim langen Weg der seelischen Entwöhnung.
An die Personen und Institutionen, die dabei ihre Hilfe
anbieten, sollten Sie zwei Ansprüche stellen, die die
Voraussetzung dafür bilden, daß die Hilfe auch wirklich effektiv dort ansetzt, wo Sie Unterstützung zu Ihrem eigenen Wohlergehen brauchen:

1. *Die helfenden Partner auf dem Weg zum zufriedenen,
   nüchternen Leben sollten unbeeinflußt von Ihnen arbeiten können und unbeeinflußbar durch Sie sein;*
   denn jemand, der in irgendeiner Weise abhängig
   von Ihren Gefühlen und Verhaltensweisen sein
   könnte, ist in seinen eigenen Ratschlägen, Hilfestellungen und Verhaltensmöglichkeiten nicht frei für
   alles, was durch die jeweilige Situation gefordert
   sein könnte.
2. *Die helfenden Partner sollten alkoholismuserfahren
   sein;* es kann sich also um trockene Alkoholiker
   handeln, die den Weg kennen, den Sie noch gehen

müssen, oder aber um Leute, die schon viel Erfahrung im Umgang mit Alkoholikern haben.

Von diesen beiden Ansprüchen her wird eine bestimmte, scheinbar naheliegende Personengruppe als effektiv helfende Partner beim Prozeß des Trockenwerdens ausgeschlossen: die Angehörigen und die Freunde des Alkoholikers. Glauben Sie unter gar keinen Umständen, daß Hilfe aus der Umgebung, die nicht trinkt, wirksam sein kann; denken Sie nicht, daß Gespräche zwischen Angehörigen und Betroffenen dem Alkoholiker entscheidende Hilfen bieten können!

Die Menschen, die Sie umgeben, haben auf der einen Seite viel zu viele persönliche Erwartungen an Ihr Trockenwerden: Ihr Partner erhofft sich vielleicht eine Stabilisierung Ihrer Beziehung. Er droht vielleicht mit erheblichen Konsequenzen, falls Sie scheitern, oder er bettelt und fleht Sie an. Er könnte auch aus vielfacher Erfahrung mit Ihrem Trinkverhalten Ihre Versuche nicht ernst nehmen, jetzt endlich endgültig vom Alkohol loszukommen, er könnte Sie verspotten oder sich abwartend, zögernd, ungläubig verhalten. All dies schadet Ihnen eher, als es Ihnen hilft, besonders, wenn Sie sich auf die Hilfe Ihres Partners als einzige Unterstützung verlassen wollen.

Auf der anderen Seite sind die Menschen Ihrer Umgebung in aller Regel nicht alkoholismuserfahren. Es ist leider durchgängig die Erfahrung von Leuten, die mit dem Trinken aufhören wollen, daß gerade die nähere Umgebung gar nicht glaubt, daß der Betroffene wirklich Alkoholiker ist, und ihn immer wieder dazu zu überreden versucht, doch ein Glas zu trinken, besonders dann, wenn schon eine längere »Trockenzeit« durchgehalten wurde. Gängiges, aber völlig falsches Argument ist dann: »Du hast es jetzt so lange geschafft, das ist doch der Beweis, daß du kein Alkoholiker bist. Nach so einer Pause schadet es dir nichts mehr, ab und zu ein Glas zu trinken.«

Noch einmal: Sie können sich nur von Leuten wirksam helfen lassen, die unabhängig von Ihnen sind, für die das Gelingen oder Scheitern Ihrer Abstinenzbemühungen keine Folgen hat und die außerdem über Erfahrung mit Alkoholismus verfügen.

Der ambulante Arzt

Sie wissen, daß der körperliche Entzug 1-2 Wochen dauert, die seelische Entwöhnung unter Umständen mehrere Jahre, auf alle Fälle mehrere Monate.

Daraus folgt, daß dem ambulanten Arzt unter gar keinen Umständen die wichtige Rolle zukommt, die ihm im Prozeß der Genesung vom Alkoholismus immer wieder zugeschoben wird.

Falls Sie zu Ihrem Arzt gehen und mit ihm Ihr Alkoholismusproblem besprechen wollen, dann sollten Sie sich vorher gründlich selbst fragen, was Sie eigentlich wollen: Wünschen Sie eine wirkliche Hilfe bei der körperlichen Entgiftung? Wünschen Sie, beim Arzt einen langfristigen Gesprächspartner für alle Probleme zu finden, die mit dem Alkohol bei Ihnen zusammenhängen? Oder wünschen Sie vielleicht insgeheim, daß der Arzt Ihnen Ihre Vorstellung, Alkoholiker zu sein, wieder ausredet?

In allen Selbsthilfegruppen für Alkoholkranke, bei allen Entziehungskuren zeigt sich immer wieder sehr deutlich, daß die meisten frei praktizierenden Ärzte erschreckend wenig Ahnung vom Alkoholismus haben. Einerseits gibt es eine große Anzahl von Ärzten, die noch immer die alte Meinung vertritt: »Mit etwas Willensstärke kann jeder normal trinken.« Diese Ärzte erkennen immer noch nicht, daß Alkoholismus eine Krankheit ist.

Andere Ärzte wiederum wissen nicht, welch hohe Bedeutung der seelischen Entwöhnung zukommt. Sie geben sich zwar alle Mühe, den Betroffenen gut und sinnvoll über die Entgiftung zu bringen, aber sie sind enttäuscht, wenn es trotzdem immer wieder zu Rückfällen kommt.

Oft sind sich die Ärzte aber auch noch gar nicht darüber im klaren (oder sie trauen sich nicht, es dem Patienten zu sagen), daß dauerhafte Abstinenz der einzige Weg ist, vom Alkoholismus zu genesen.

Weil das so ist, haben Alkoholiker, die nicht wirklich weg vom Alkohol kommen wollen, mit den meisten Ärzten ein leichtes Spiel. Das Standardgespräch lautet dann etwa so: »Herr Doktor, ich habe Probleme mit dem Alkohol. Manchmal frage ich mich, ob ich Alkoholiker bin.«

»Sagen Sie mir doch mal, was trinken Sie denn so?«

»Na ja, meist nur Bier (oder Wein), aber in letzter Zeit auch mal harte Sachen. Wissen Sie, Herr Doktor, ich habe Ärger im Beruf, zu Hause klappt auch nichts mehr...«

»Also, wissen Sie was: Alkoholiker sind Sie bestimmt nicht. Sie haben nur viele Probleme, und wenn Sie die erst mal lösen können, dann werden Sie auch wieder normal trinken können. Lassen Sie doch mal alle harten Sachen weg. Ein Gläschen Bier oder zwei pro Tag dürfen Sie sich ruhig gönnen. Gegen Ihren Ärger und die Aufregung schreibe ich Ihnen hier etwas auf.

Und noch etwas: Mit Alkoholikern gebe ich mich sowieso nur ungern ab, da ist Hopfen und Malz verloren.«

Man muß nicht geschickt sein, um auf diese Art und Weise den Arzt genau dahin zu bekommen, wo man ihn haben will: Er soll einem von zuständiger Seite aus bestätigen, daß man

- kein Alkoholiker ist,
- Probleme hat,
- nur die harten Sachen weglassen muß
- und im übrigen weitertrinken kann.

Mit dieser Auskunft vom Arzt sind auch bedenkenlos alle zaghaften Hinweise und Bitten aus der Familie ein für allemal zu erledigen!

Erfahrungsgemäß hat demgegenüber das Gespräch mit dem Hausarzt über Alkohol nur dann einen Sinn, wenn Sie als Betroffener sich selbst vorher klipp und klar die Marschroute vorgeben: Sie wollen keinen Alkohol mehr trinken, egal, was Ihnen der Arzt sagt, und Sie wollen von ihm Hilfen bei eventuellen Entzugserscheinungen oder vielleicht auch eine Einweisung zur Entgiftung ins Krankenhaus.

Lassen Sie sich unter gar keinen Umständen von Ihrem Arzt von dieser Überzeugung abbringen! (Weil das schwer ist, ist es oft günstig, wenn man vor dem Gang zum Arzt schon einmal oder mehrmals Selbsthilfegruppen oder Suchtberatungsstellen aufgesucht hat, wie sie in den folgenden Kapiteln beschrieben werden.)

Achten Sie beim Gespräch mit dem Arzt auch auf folgende Punkte:

- Falls Ihr Arzt Ihnen vorschlägt, während der Entgiftung Tabletten zu nehmen, die er Ihnen verschreibt, dann nehmen Sie sich den Mut und sagen ehrlich: »Geben Sie mir nur kleine Mengen für ein paar Tage, ich glaube, daß ich dazu neige, zuviel zu nehmen, wenn es mir schlechter geht.«

- Falls Ihr Arzt vorschlägt, das Präparat »Antabus« zu nehmen, dann sollten Sie wissen: Antabus erzeugt eine Alkoholunverträglichkeit. Wenn Sie nach Einnahme von Antabus Alkohol trinken, dann wird Ihnen schlecht. Je nachdem, welche verborgenen Krankheiten Sie haben, könnte das gefährlich sein. Nach übereinstimmender Überzeugung von Fachleuten gehört Antabus nicht in die freie Verfügung des Patienten. Es sollte nur in Einzelfällen während einer Entziehungskur in Begleitung psychologischer und psychotherapeutischer Maßnahmen eingesetzt werden. Lehnen Sie also die Einnahme von Antabus unbedingt ab.

- Falls Ihr Arzt ablehnt, Sie zu behandeln (»Sie sind doch gar kein Alkoholiker, etwas mehr Willen, das ist alles.« – »Da zittern Sie sich mal schön allein durch, saufen konnten Sie doch auch ohne meine Hilfe.« – »Sie brauchen keine Hilfe, das schaffen Sie allein.«), dann gehen Sie umgehend zu einem anderen Arzt, am besten zu einem, der Ihnen von einer Suchtberatungsstelle oder einer Selbsthilfegruppe empfohlen wurde.

- Bitten Sie den Arzt, sich während der Zeit des Entzugs täglich bei ihm vorstellen (oder wenigstens telefonisch melden) zu dürfen.

- Falls Sie in den letzten Wochen und Monaten erhebliche Mengen von Alkohol zu sich genommen haben, und falls Sie in einem allgemein schlechten körperlichen Zustand sind (chronische Krankheiten, Schmerzen, Untergewicht, Halluzinationen, Angstzustände, extreme Nervosität), dann bitten Sie Ihren Arzt von sich aus um eine Einweisung ins Krankenhaus. »Herr Doktor, ich weiß genau: Allein schaffe ich es nicht. Mir ist jetzt schon so elend, daß ich am liebsten wieder trinken würde, damit dies Zittern aufhört.«

- Wenn er sich weigert, eine Einweisung ins Krankenhaus zu unterschreiben, suchen Sie sich, am besten auf Empfehlung, einen anderen Arzt. Lassen Sie sich auf keinen Fall entmutigen!!! Im übrigen können Sie auch direkt im Krankenhaus um Aufnahme bitten.

Wenn Sie allein, mit Hilfe des Arztes oder im Krankenhaus die körperliche Entgiftung hinter sich gebracht haben, dann sollten Sie während der folgenden Wochen in einem Gespräch mit Ihrem Hausarzt folgende Punkte besprechen: Sagen Sie ihm, daß Sie den erklärten Willen haben, dem Alkohol dauerhaft fernzubleiben. Deshalb soll Ihr Arzt unter gar keinen Umständen jemals

- Ihnen diesen Entschluß ausreden,
- Sie zum versuchsweisen Trinken (ein kleines Gläschen) überreden,
- Ihnen alkoholhaltige Medikamente (Hustensäfte!) verschreiben,
- Schlafmittel, Schmerzmittel und Psychopharmaka verordnen.

Außerdem sollten Sie Ihren Arzt bitten und ermächtigen, bei schweren Krankheiten und Unfällen dem Krankenhaus, das Sie behandelt, die Diagnose »Alkoholismus« und die Dauer Ihrer Trockenheit mitzuteilen. Als Alkoholiker ist Ihre Reaktionsweise auf bestimmte Medikamente, vor allem aber auf Dauer und Tiefe von Narkose, lebenslang verändert, und Behandlungen im Krankenhaus können lebensgefährlich für Sie sein, wenn man dort nichts von Ihrer Suchtneigung weiß.

Wenn Sie sich fragen, ob Ihr Arzt Ihnen auch auf längere Sicht ein Gesprächspartner auf dem Weg der seelischen Entwöhnung sein kann, dann sollten Sie sich überlegen:

- Weiß ich sicher, daß dieser Arzt eine größere Erfahrung in der Behandlung von Alkoholikern hat?

Dann – und nur dann! – haben Sie die Chance, diesen relativ leichten und unkomplizierten Weg mit Erfolg zu gehen. Falls Sie zum Beispiel wissen, daß Ihr Arzt längere Zeit in einer Suchtklinik gearbeitet hat, falls Sie wissen, daß er selbst abhängig war und seit längerer Zeit abstinent lebt, falls Ihnen dieser Arzt von *mehreren* trockenen Alkoholikern empfohlen wurde – dann können Sie zu ihm gehen. Mit ziemlicher Sicherheit wird er Ihnen dann aber nach einiger Zeit auch raten, weitere Hilfen außer seinem Gespräch zu suchen.

Suchtberatungsstellen

Statt sich nach dem Erkennen der eigenen Suchtproblematik an einen Arzt zu wenden, ist es in vielen Fällen sehr viel sinnvoller, die Hilfe von Suchtberatungsstellen in Anspruch zu nehmen. Sie haben den Vorteil, daß die Menschen, die Ihnen dort begegnen, mit großer Sicherheit Erfahrung in der Beurteilung der Alkoholproblematik haben und außerdem in ihrer Sichtweise nicht auf medizinische Denkweisen eingeengt sind.

Suchtberatungsstellen gibt es mittlerweile in fast jeder

Stadt. Sie werden meist von freien Wohlfahrtsverbänden oder Kirchen getragen (Caritas, Diakonisches Werk, Arbeiterwohlfahrt, Deutscher Paritätischer Wohlfahrtsverband, andere freie Träger), aber auch vom Gesundheitsamt.

Bei der Vielfalt der möglichen Träger solcher Suchtberatungsstellen ist es manchmal recht schwer, an die richtigen Adressen zu kommen. Erfahrungsgemäß reicht ein Anruf bei der Telefonseelsorge oder beim örtlichen Gesundheitsamt aus, um alle möglichen Anschriften, die an Ihrem Wohnort zur Verfügung stehen, zu erhalten.

Suchtberatungsstellen haben vor allem 4 Aufgaben:

- Sie helfen Ihnen, Umfang und Ausmaß Ihrer Problematik zu klären. Wenn man Sie dort mit dem *klaren* Hinweis entläßt, daß gar kein Alkoholismus vorliegt, dann können Sie sich ziemlich sicher darauf verlassen – mehr, als wenn ein Arzt diese Aussage trifft.

- In einem weiteren Schritt helfen Ihnen die Suchtberatungsstellen, die richtigen Hilfen einzuleiten, die Sie benötigen und wollen. Man kann Ihnen Adressen von alkoholismuserfahrenen Ärzten geben. Man sagt Ihnen, welche Wege Sie gehen müssen, um zu einer Entgiftung ins Krankenhaus zu kommen. Man kann Ihnen helfen, Probleme mit dem Arbeitgeber abzuklären. Man sagt Ihnen, welche Selbsthilfegruppen in Ihrer näheren Umgebung zur Verfügung stehen. Man hilft Ihnen, wenn Sie das wollen, Anträge für eine Entziehungskur zu stellen, und manchmal kann man Entscheidungsprozesse zu Ihren Gunsten beschleunigen.

- In den meisten Suchtberatungsstellen können Sie sicher sein, daß Ihnen ausgebildete Fachleute zur Verfügung stehen, um Sie über lange Zeit hinweg durch Gespräche über die Alkoholproblematik und die Probleme des alltäglichen, trockenen Lebens auf dem Weg zu einem zufriedenstellenden, nüchternen Leben zu helfen. Diese Gespräche unterscheiden sich in ihrer Intensität und Zielrichtung kaum von denen, die in einer Entziehungskur durchgeführt werden – sie sind echte Therapie.

- Vor allem dort, wo es am Ort kaum Selbsthilfegruppen gibt oder das Selbsthilfeangebot sehr stark beschränkt ist, bieten die Suchtberatungsstellen Gesprächsgruppen für Betroffene und ihre Angehörigen, die sich von den Selbsthilfegruppen in nichts unterscheiden.

Hilfen in Suchtberatungsstellen sind in aller Regel jedermann, unabhängig von seiner Konfession oder politischen Anschauung, zugänglich und fast immer kostenlos.

Bei den meisten Suchtberatungsstellen haben Sie die Möglichkeit, sich auch ohne Nennung Ihres Namens, also anonym, beraten zu lassen. Auf alle Fälle unterliegen alle Mitarbeiter von Suchtberatungsstellen der Pflicht zur Verschwiegenheit. Es ist ihnen verboten, irgendeine Information ohne Ihr Wissen und Ihre Billigung weiterzugeben. Da mit diesem Vertrauen die Arbeit einer Suchtberatungsstelle steht und fällt, hält sich auch jeder daran.

Über das, was Ihnen die örtlichen Suchtberatungsstellen bieten können, können Sie sich jederzeit erst einmal telefonisch informieren. Ob Sie dabei Ihren Namen nennen, ist Ihre Sache.

Falls Sie sich scheuen, die Suchtberatungsstelle aufzusuchen, weil Sie fürchten, daß Sie jemand erkennt, besteht in vielen Fällen auch die Möglichkeit, um einen Hausbesuch zu bitten.

Eine besondere Form der Hilfe für abhängige Alkoholiker ist die seit einigen Jahren in immer mehr großen Betrieben eingerichtete *betriebliche Suchtberatung*.

Sie sollten wissen, daß diese betriebliche Suchtberatung verpflichtet ist, Ihre Identität gegenüber dem Arbeitgeber zu verschweigen, solange Sie das wünschen. Falls Sie sich also mit Ihrem Alkoholproblem an die betriebliche Suchtberatung wenden möchten, brauchen Sie nicht zu befürchten, daß damit automatisch der Arbeitgeber von Ihrer Erkrankung erfährt.

Der entscheidende Vorteil betrieblicher Suchtberatung besteht in der Verhütung von drohender Kündigung: Oftmals können, wenn der Betroffene vorher schon mehrfach am Arbeitsplatz auffällig wurde, Entlassungen verhindert werden, auch in Situationen, wo Suchtberatungsstellen freier Träger machtlos wären. Allerdings müssen die Betroffenen dann einer Zusammenarbeit zwischen betrieblicher Suchtberatung und Arbeitgeber zustimmen.

Betriebliche Suchtberatungen werden zur Zeit noch wenig als freiwilliges Angebot wahrgenommen; vielmehr ist es noch Aufgabe der Mitarbeiter, alkoholauffällige Arbeitnehmer auf ihr Verhalten hinzuweisen und sie auf den Krankheitscharakter ihres Verhaltens aufmerksam zu machen, um auf diese Weise Änderungen einzuleiten. Falls aber bei Ihnen an Ihrem Arbeitsplatz eine betriebliche Suchtberatung besteht, sollten Sie diese Chance nutzen!

Durch die Vielzahl von Suchtberatungsstellen, die es mittlerweile gibt, haben Suchtkranke, die wirklich weg von ihrer Droge wollen, heute erheblich bessere Chancen als früher, rechtzeitig, ohne Zeitverlust und Umwege, an die richtigen Hilfen zu kommen.

Nehmen Sie dieses Angebot wahr. Sie haben nichts zu verlieren.

Entziehungskuren

Entziehungskur – hinter diesem Begriff versteckt sich für viele eine Horrorvorstellung: die Trinkerheilanstalt, umgeben von hohen Mauern und Stacheldraht wie im Gefängnis, in der durch völlige Ausgangssperre, Alkoholentzug und Arbeitstherapie der Säufer zur Besinnung gebracht werden soll, damit er von seinem bisherigen Leben abläßt.

Etwas Ähnliches gibt es tatsächlich noch. Auch wenn ich davon ausgehe, daß Sie als Leser dieses Buchs sich einigermaßen motiviert mit Ihren eigenen Trinkproblemen auseinandersetzen und deshalb andere, sinnvollere Alternativen suchen, soll nicht verschwiegen werden, daß der Weg zur zwangsweisen Einweisung in die Psychiatrie, zur zwangsweisen Entgiftung und zur Verwahrung oft nicht sehr weit ist. Einige jetzt trockene Alkoholiker fanden sich während der Zeit, zu der sie ihrer eigenen Meinung nach zwar stark, doch noch nicht süchtig tranken, plötzlich nach einem »Nervenzusammenbruch« im Vollrausch in der Psychiatrie wieder – zwangseingewiesen für mehrere Wochen auf Antrag der Angehörigen, die sich keinen anderen Rat mehr wußten.

Wer Verkehrsdelikte begeht, in Untersuchungshaft kommt und dort unabsichtlich, aber unvermeidlich in ein Entzugsdelirium gerät, ist schneller im psychiatrischen Krankenhaus, als er es jetzt noch ahnt. Wer zuerst seiner Umwelt erheblich auffällt, bevor er selber seine Trinkprobleme zugesteht, für wen der Schock einer zwangsweisen Entgiftung noch kein entscheidendes Signal ist – für den sind Entmündigung, Einrichtung einer Vormundschaft, zwangsweise dauerhafte Unterbringung nicht mehr sehr weit.

Überprüfen Sie einmal für sich selbst, ob es nicht mehr Zufall ist, daß Sie noch niemandem auffielen: Wie oft fahren Sie eigentlich angetrunken oder betrunken Auto?

Wie oft sind Sie krank? Wie oft ist Ihnen übel und schlecht? Ich fuhr einmal mit dem Auto einen Fahrradfahrer an, weil ich die Vorfahrt nicht beachtete. Daß nichts passierte, lag an der ruhigen Mittagszeit, denn der Mann wurde auf die Gegenspur der normalerweise recht lebhaft befahrenen Straße geschleudert. Wäre der Betroffene weniger nett gewesen, hätte er auf einer Anzeige bestanden, und wäre man auf meinen Alkoholspiegel aufmerksam geworden, so wäre ich heute sicher nicht im Besitz eines Führerscheins, sondern einer Vorstrafe.

Ein anderes Mal bekam ich in der Innenstadt eine kleine »Ohnmacht«, aus der ich zum Glück nach einigen Sekunden wieder erwachte. Das ist schon lange her. Es fiel mir aber jetzt wieder ein, als ich vor kurzer Zeit sah, wie die Polizei einen zusammengebrochenen Alkoholiker aus der Fußgängerzone abtransportierte.

Bei einem Vortrag zu einer offiziellen Feier vor über hundert Leuten war es eine Frage von wenigen Minuten, ob ich mich vor allen Leuten hätte übergeben müssen oder nicht.

Wie ich werden Sie bei ehrlicher Selbstüberprüfung zugeben müssen, daß Sie schon wenige Schritte vor Situationen gestanden haben, in denen soziale Integration, Anerkennung und Reputation in krasse, beschämende und dauerhaft diskreditierende Auffälligkeit umgeschlagen wären. Weil das so ist, sollten Sie sich gründlich überlegen, ob Sie nicht die entscheidenden Hilfen, die Ihnen heutzutage Entziehungskuren bieten können, in Anspruch nehmen sollten, denn diese Kuren sind in aller Regel etwas völlig anderes als Aufenthalte in »Trinkerheilanstalten«.

Entziehungskur – darunter versteht man den Aufenthalt in einem Sanatorium, das sich ausschließlich dem Ziel widmet, Alkoholiker (und eventuell auch Medikamentenabhängige) körperlich und seelisch zu entwöhnen. Die Dauer dieser Aufenthalte sind je nach Haus und nach der Schwere und dem Umfang der Probleme des Betroffenen unterschiedlich. Sie dauern in der Regel mindestens 6-8 Wochen und längstens 6 Monate. Die Dauer ist normalerweise vor Beginn der Kur bekannt. Sie wird also nicht »strafweise« verlängert. Der Kostenträger ist normalerweise die Krankenkasse.

Fast alle Häuser, die Entziehungskuren durchführen, verlangen heutzutage »ausreichende Motivation« – also den Willen des Betroffenen, mit dem Trinken aufzuhören. Man sollte aber nicht die Augen davor verschließen, daß viele Patienten vorwiegend äußerem Druck folgen (dem Wunsch der Familie, der Androhung einer Kündigung...). Dementsprechend ist die Rückfallquote ziemlich hoch.

Diese hohe Rückfallquote aber ist nicht den Entziehungskuren anzulasten. Wer wirklich mit dem Trinken aufhören will und dabei die Entziehungskur als wichtige Hilfe wünscht, der hat eine entschieden größere Chance, dauerhaft trocken zu werden, als jeder, der irgendeinen anderen Weg geht.

Eine Entziehungskur wird nicht unmittelbar eingeleitet, sobald der Alkoholiker dem Arzt oder einer Suchtberatungsstelle gegenüber diesen Wunsch äußert. Zur großen Enttäuschung vieler gibt es Wartezeiten, die oft zwischen 3 und 6 Monaten betragen.

Wer wirklich aufhören will, der überbrückt diese Zeit am besten durch Teilnahme an Gesprächen in der Suchtberatung und in Selbsthilfegruppen. Weil er dann zum Zeitpunkt des Beginns der Kur schon einige Zeit trocken sein kann und über sich selbst schon einiges gelernt hat, wird er auch in der Kur von Anfang an mehr Fortschritte machen können als jene, die eine Entziehungskur noch »naß« antreten, die also bis zum letzten Tag trinken.

Die Entziehungssanatorien sind selbstverständlich medizinisch auf Entgiftung eingerichtet, sie verfügen fast alle über die (oftmals nötigen) Hilfen zur Intensivbetreuung von Alkoholikern im Entzug.

Das grundsätzliche Ziel jeder Entziehungskur, nach welcher Methode auch verfahren wird, ist es, den Abhängigen dazu zu bringen, in einem weitgehend geschlossenen therapeutischen Umfeld durch verschiedenste psychotherapeutische Techniken seine speziellen Probleme zu erkennen, zu verarbeiten und neue, positive Verhaltensweisen zu erlernen.

Vorrangiges Ziel ist es, etwas für die Seele zu tun. Bei ausreichender Motivation geschieht das in so großem Ausmaß, daß schon ziemlich oft Angehörige von Alkoholikern oder nichtbetroffene Freunde den Stoßseufzer ausgestoßen haben: »Wäre ich bloß Alkoholiker geworden – dann hätte ich genauso eine Chance, daß mir umfassend und grundlegend bei meinen Problemen geholfen würde.«

Neben den psychotherapeutischen Angeboten gibt es natürlich auch Freizeitangebote, körperlich-medizinische Betreuung, wie Bäder, Massagen, therapeutischen Sport.

Weil es sich als günstig für die Fortschritte im Prozeß der Wiedergewinnung geistiger Gesundheit erwiesen hat, wird in den meisten Häusern das Ausmaß des freien Ausgangs und das Ausmaß der Kontakte mit den Angehörigen in den ersten Wochen vorgeschrieben. Das, was zuvor als Zumutung erscheint, wird in den Berichten derer, die eine Entziehungskur mit Gewinn mitgemacht haben, als große Entlastung beschrieben: einmal einige Wochen fast nichts mit den alltäglichen Problemen der Familie zu tun zu haben; einmal einige Wochen ein volles Programm ohne Leerlauf, ohne Langeweile und ohne die schwere Entscheidung »Was tue ich jetzt?« durchlaufen zu dürfen; das entlastet, entspannt und läßt einem die Wünsche, Gefühle und Bedürfnisse, die man selbst hat, deutlicher werden.

Selbstverständlich bleibt Ihnen dabei unbenommen, die Kur abzubrechen. Wenn Sie diesen Wunsch bekanntgeben, werden Sie sicher damit rechnen müssen, daß ein Suchttherapeut noch einige Zeit (Stunden) versuchen wird, den Gründen für diesen Wunsch auf die Spur zu kommen und Ihnen die Folgen, die diese Entscheidung haben könnte, vor Augen zu halten. Aber es ist noch nie jemand zwangsweise in einer Entziehungskur gehalten worden.

Der große Vorteil einer Entziehungskur ist die Abgeschlossenheit, die Intensität und Konzentration, mit der Sie sich endlich einmal sich selbst stellen können, um daraus für Ihr weiteres Leben Schlüsse zu ziehen. Das, was Ihnen geboten wird, erkaufen sich andere mit viel Geld bei der Teilnahme an Selbsterfahrungswochenenden, Psychotrainings und ähnlichem.

Der große Nachteil der Entziehungskuren – auch das ist

die Abgeschlossenheit: Sie befinden sich in dieser Zeit in einer »Käseglocke«, geschützt und befreit von Sorgen und Problemen des Alltags, behütet und nur auf sich selbst bezogen. Wenn Sie wieder nach Hause kommen, dann hat sich dort unter Umständen gar nichts geändert. Werden Sie es schaffen, damit klarzukommen, die gelernten und erlebten Ansprüche aus der Entziehungskur in den Alltag zu übertragen?

Eine Hilfe dabei kann das Angebot einiger Häuser sein, in der Zeit der Entziehungskur auch Seminare und Wochenenden für die Angehörigen durchzuführen. Vereinzelt wird eine psychologische Beratung für die Kinder von Alkoholikern angeboten.

Es gibt eine Vielzahl von Kliniken, die Entziehungskuren durchführen. Die Qualität der Entziehungskuren ist unterschiedlich. Bei der Beurteilung, ob ein Ort für Sie günstig oder ungünstig sein kann, können Ihnen das Wissen der Suchtberatungsstelle oder die Erfahrungen einer Selbsthilfegruppe wieder sehr viel weiterhelfen.

Versuchen Sie auf jeden Fall, nicht allzu nah an Ihrem Wohnort die Entziehungskur durchzuführen! Sie brauchen Abstand, denn die notwendige Beschäftigung mit sich selbst ist anstrengend. Gönnen Sie sich diesen Abstand von zu Hause.

Weil Entziehungskuren, wenn Sie es wollen, eine herausragende Rolle bei den Wegen weg vom Alkohol spielen, sollten Sie bei der Entscheidung, ob Sie eine Kur machen wollen oder nicht, auch einmal nur an sich selbst denken. Ihre Familie kann Sie ohne weiteres einige Wochen entbehren (erfahrungsgemäß sind viele Angehörigen hinterher recht froh). Sie wissen, wenn Sie weiter trinken, sind Sie Ihrer Familie auch keine Stütze, sondern Sie werden mehr und mehr zur Last. Das, was Sie dann tun oder nicht tun, wird für Sie und

Ihre Angehörigen völlig unberechenbar sein. Deshalb lassen Sie es lieber jetzt zu, daß sich Ihre Familie auf einige Zeit Ihrer Abwesenheit einrichtet und auf alle Fälle auf Ihre Rückkehr freuen kann.

Selbsthilfegruppen

Es klang schon mehrfach an, daß man sich nur wirksam und dauerhaft aus Sucht und Abhängigkeit befreien kann, wenn man bereit ist, dafür selbst etwas zu tun. Kein Arzt, kein Suchtberater, kein Psychotherapeut kann, praktisch von außen, Verhaltensänderungen vermitteln, zu denen man selbst nicht bereit ist.

Als umfassende körperliche und seelische Erkrankung fügt der Alkoholismus praktisch jedem Betroffenen ähnliche oder gleiche Schäden zu, selbst wenn Sie das im Moment nicht so sehen können und Ihren eigenen Lebensweg als völlig unterschiedlich zu anderen Schicksalen empfinden. Ernst Herhaus, ein Schriftsteller, der als Mensch durchaus sehr eigenwillige Wege ging und geht, sprach in den ersten Tagen seines Trockenwerdens mit einer Frau aus der Gruppe der Anonymen Alkoholiker. Die umwälzende Erzählung dieser Frau über ihre eigenen Erfahrungen und ihren eigenen Lebensweg bringt Herhaus »zu dem ersten ehrlichen Satz über mich selber: ›All das, was ich mir bis heute als meine Individualität eingebildet habe, muß ich mir als Säuferwahnsinn abschminken.‹«[*]

Die Erkenntnis, daß das Alkoholikerschicksal im großen und ganzen vom persönlichen Lebensraum und von den Bedingungen des bisherigen Lebenswegs unabhängig ist, kann einem niemand vermitteln – außer je-

[*] Ernst Herhaus: Kapitulation. München 1977, S. 265.

mand, der dies selbst durchgemacht hat und von sich selbst erzählt.

Hier steckt die enorme Kraft der Selbsthilfegruppen verborgen: Der einzelne, der zur Teilnahme bereit ist, kann die elementare Erfahrung machen, daß er mit seinen Problemen und mit seinem Schicksal nicht allein ist, sondern daß die Droge Alkohol ihn und viele andere in einer sehr vergleichbaren Art geformt und deformiert hat.

Wer erst einmal bereit ist, dies anzuerkennen, für den ist es nicht schwer, in einem weiteren Schritt zu sehen: Diejenigen, die als Suchtbetroffene schon längere Zeit unabhängig von ihrer Droge sind, haben auf ihrem Weg weg vom Alkohol ebenfalls sehr ähnliche und vergleichbare Erfahrungen gemacht. Aus diesen Erfahrungen kann man für sich sofort und unmittelbar lernen, daß man Fehler vermeidet, indem man Verhaltensweisen, die sich vielfach bewährt haben, übernimmt.

Selbsthilfegruppen haben deshalb eine enorm wichtige Funktion auf dem Weg zum Trockenwerden – einen Weg, den man nicht allein und den kein anderer für einen gehen kann, der aber in einer Gemeinschaft von Mitbetroffenen schneller und erfolgreicher zu durchlaufen ist.

Selbsthilfegruppen können denjenigen, der gerade zu trinken aufhört oder der erst an seinem Willen arbeitet, aufhören zu wollen, in seinem Entschluß bestärken und ihm die Kraft geben, die erste, oftmals schwierigste Zeit zu überstehen.

Selbsthilfegruppen können, falls eine Entziehungskur durchgeführt wird, dazu beitragen, das gelernte Wissen im Alltag umzusetzen.

Selbsthilfegruppen können vor allem regelmäßige, oft tägliche Hilfe dabei leisten, mit all den Problemen fertig zu werden, die einen früher an die Flasche gebracht haben.

Die wichtigste Funktion der Gruppen ist dabei nach einiger Zeit nicht einmal mehr, den Griff zum Alkohol beim einzelnen zu vermeiden, sondern der Aufbau positiver, neuer, wirklichkeitsgerechterer Handlungs- und Verhaltensweisen: der richtige Umgang mit den eigenen Gefühlen, vor allem mit Freude und mit Ärger, der richtige Umgang mit Menschen – in der Familie, in der Freizeit, im Beruf.

Es gibt sehr viele, sehr unterschiedliche Selbsthilfegruppen, die von verschiedenen Verbänden angeboten und durchgeführt werden.

Die wichtigsten sind der Deutsche Guttemplerorden, der Kreuzbund (eine Selbsthilfe- und Helfergemeinschaft), das Blaue Kreuz in Deutschland, die Freundeskreise und die Anonymen Alkoholiker. Zu diesen Organisationen treten noch die Vielzahl von Selbsthilfegruppen, die vorzugsweise innerhalb der Suchtberatungsstellen organisiert sind und daher über die Adressen der freien Träger zu erreichen sind, sowie die ausschließlich an Angehörige alkoholkranker Menschen gerichteten Gruppen Al-Anon (für Erwachsene) und Al-Ateen (für Jugendliche).[*]

Je nachdem, wo Sie wohnen, können auch noch andere Gruppen ein Suchthilfeangebot in Selbsthilfeform machen. Wenn Sie sich im vielfältigen Angebot etwas orientieren wollen, so sollten Sie diese Punkte berücksichtigen:

- Selbsthilfegruppen unterscheiden sich durch die Offenheit ihres Angebots. Es gibt Gruppen, die sich aus-

---

[*] Eine Zusammenstellung der Adressen von Selbsthilfegruppen und freien Trägern, die Suchthilfe anbieten, finden Sie auf Seite 231 ff.

schließlich an Suchtbetroffene wenden (Anonyme Alkoholiker) oder an ihre Angehörigen (Al-Anon und Al-Ateen). Es gibt andere Gruppen, bei denen sich Alkoholiker zusammen mit Angehörigen treffen – das ist zum Beispiel im Guttemplerorden, beim Kreuzbund, beim Blauen Kreuz, bei den Freundeskreisen und bei etlichen Selbsthilfegruppen freier Träger der Fall. Darüber hinaus gibt es Gruppen, in denen – meist ehrenamtliche – Suchthelfer, aber auch Therapeuten, die nicht unbedingt die Krankheit aus eigenem Erleben kennen, am Gespräch beratend teilnehmen.

- Es gibt Gruppen, die ihr Selbsthilfeangebot vor allem an die Suchtbetroffenen richten. Jeder, der hier mitredet und mitarbeitet, hat das Ziel, dem Suchtbetroffenen aus seiner Abhängigkeit herauszuhelfen. In diesen Gruppen wird Alkoholismus als eine schwerwiegende Krankheit angesehen, der Umgang mit Alkohol für jeden, der es kann, wird aber nicht abgelehnt.
Außerdem gibt es aber auch Gruppen, die die Alkoholabstinenz zu einem durchgängigen Lebensprinzip erheben, unabhängig, ob jemand alkoholsüchtig ist oder nicht. Hierzu zählt zum Beispiel der Guttemplerorden, aber auch tendenziell das Blaue Kreuz.

- Selbsthilfegruppen unterscheiden sich durch den Grad und die Richtung der religiösen Bindung. Das Blaue Kreuz ist eindeutig auf eine evangelisch-freikirchliche Richtung festgelegt, auch wenn es sich als überkonfessionell bezeichnet. Christlich orientiert ist auch der Guttemplerorden. Der Kreuzbund hat seit einiger Zeit (durch Namensänderung) seine vorwiegend katholische Ausrichtung abgelegt.
Die Selbsthilfegruppen der freien Wohlfahrtsverbände sind dagegen sehr weit auch gegenüber konfessionslosen und nichtgläubigen Abhängigen offen.

Die Anonymen Alkoholiker erkennen an, daß die Befreiung vom Alkoholismus in aller Regel mit einer religiösen Neuorientierung einhergeht. Sie verwenden den weit offenen Begriff »Gott, wie wir ihn verstehen« oder »Höhere Macht« – und in vielen Ländern der Erde arbeiten unter diesem Begriff Angehörige verschiedener Religionen und Atheisten miteinander.

- Selbsthilfegruppen unterscheiden sich im Ausmaß, in dem das neue Mitglied eingebunden wird: Es gibt Gruppen und Verbände, bei denen schon ziemlich früh eine feste Mitgliedschaft gefordert wird, mit Angabe des vollen Namens und der Adresse und festen Mitgliedsbeiträgen. Andere Gruppen arbeiten offener und ungebundener, erwarten aber nach einiger Zeit der Gruppenbesuche ebenfalls die Erklärung einer offiziellen Mitgliedschaft.

  Vorwiegend bei den Anonymen Alkoholikern, aber auch bei etlichen Selbsthilfegruppen der freien Träger wird die völlige Unabhängigkeit des einzelnen »Mitglieds« praktiziert. Bei den Anonymen Alkoholikern sprechen sich die Mitglieder ausschließlich mit dem Vornamen an, es gibt keinerlei Mitgliedschaft, keine Listen, keine Beiträge. Jede örtliche Gruppe erhält sich ausschließlich aus den Spenden, die am Gruppenabend zusammenkommen, und führt hiervon einen beliebigen Betrag (oder gar keinen) an die Bundesorganisation ab.

- Selbsthilfegruppen unterscheiden sich durch den Umfang des Angebots. Während die Anonymen Alkoholiker sich bei den Gruppentreffen ausschließlich mit der Bewältigung des Alkoholismusproblems befassen, kümmern sich andere Gruppen mehr oder weniger intensiv auch um eventuelle Hilfeleistungen bei der Lebensbewältigung des Suchtbetroffenen (Arbeitssuche, Wege zu Ämtern, Rechtsberatung, Hilfestellung bei finanziellen Problemen).

Vor allem die Guttempler haben, neben der Arbeit am eigentlichen Alkoholismusproblem, ein umfangreiches und gutes Angebot an Freizeitmöglichkeiten in alkoholfreien Gruppen, wo durch die Teilnahme von abstinenten Nicht-Abhängigen die scheinbare Außenseiterstellung des Suchtbetroffenen kaum mehr spürbar ist.

Weil die Teilnahme an einer Selbsthilfegruppe so enorm wichtig ist, sollten Sie sich Zeit lassen bei der Auswahl und der Teilnahme. So wie Sie keinen Menschen bei einer ersten Begegnung von 2 Stunden kennenlernen können, genausowenig können Sie eine Gruppe nach der ersten Begegnung richtig einschätzen. Erst nach einigen Besuchen gelingt normalerweise ein richtiger Kontakt, so daß Sie sich nicht mehr ganz allein fühlen. Und erst nach etwa 10 Gruppenbesuchen sollten Sie sich ein Urteil darüber erlauben, ob diese Selbsthilfegruppe für Sie selbst das richtige sein könnte oder nicht.

Mit einer Schwierigkeit, die Alkoholiker besonders stark betrifft, sollten Sie auf alle Fälle von vornherein rechnen und diese Schwierigkeit sollten Sie auf dem Weg zum Trockenwerden in Kauf nehmen:

In jeder Gruppe werden Sie Personen, Untergruppen und Meinungen vorfinden, die Ihnen nicht nur auf den ersten Blick, sondern auf Dauer nicht sympathisch sind.

Wenn Sie zu den gründlichen Menschen gehören, die bei jedem Verband alle Satzungen lesen und erst beitreten, wenn Sie auch das letzte I-Tüpfelchen bejahen können, dann wird Ihnen schwerfallen, was Sie trotzdem akzeptieren müssen: daß nämlich keine der Selbsthilfegruppen und keiner der Verbände perfekt ist.

Machen Sie sich doch einmal deutlich klar, welch wichtige Funktion die Selbsthilfegruppe für Sie haben soll. Dann wird das Problem, daß dort auch Leute mit anderer Meinung sitzen, ziemlich unwichtig werden. Sie werden vor allem merken, daß der Prozeß, Ihre Gedanken mit anderen Ansichten konfrontieren zu müssen, Ihnen auf Dauer nur guttun kann – entweder durch die Bestätigung Ihrer Ansichten oder aber dadurch, daß Sie sich nach einiger Zeit doch korrigieren können.

Sollten Sie nach einiger Zeit merken, daß Sie mit dem gewählten Verband nicht klarkommen, dann wechseln Sie probehalber! Suchen Sie sich eine andere Selbsthilfegruppe – aber nur dann, wenn es eine in erreichbarer Nähe gibt! Lassen Sie sich dann noch einmal auf den gleichen Kennenlernprozeß ein – 5 Besuche bis zum Warmwerden, 10 Besuche bis zum endgültigen Urteil.

Besonders in großen Städten, wo die einzelnen Organisationen mehrere unabhängige Gruppen nebeneinander zu verschiedenen Zeiten anbieten, sagen selbst die Mitglieder ein und derselben Organisation normalerweise zu neuen Mitgliedern: Schau dich bei uns um, und such dir die Gruppe aus, die dir am besten gefällt!

Trotz aller Möglichkeiten, die man sich offenlassen sollte, darf die Auswahl einer Selbsthilfegruppe nicht zur ständigen Flucht von einer Gruppe zur anderen führen. Irgendwann sollten Sie sich entscheiden. Wenn Sie wirklich weg vom Alkohol wollen, ergibt sich diese Entscheidung allerdings nach einiger Zeit fast von selbst.

Wer wirklich weg vom Alkohol will, der schafft das praktisch in jeder Gruppe. Auch in ländlichen und

dünn besiedelten Gebieten, wo nur ein oder zwei Organisationen ihre Hilfe anbieten, gibt es keinen Grund,
weiterzutrinken, bloß weil die Organisation, in die man
sich durch die Lektüre von Broschüren und Informationsmaterial verliebt hat, erst 100 Kilometer weiter die
nächste Gruppe anbietet. Gehen Sie also zu irgendeiner
Gruppe! Treffen Sie Ihre Auswahl unter den Gruppen,
die Ihnen zur Verfügung stehen!

Im übrigen sehen sich die wenigsten Selbsthilfegruppen als Konkurrenz an. In dem kleinstädtischen Raum,
in dem ich lebe, kann ich beobachten, daß in unserer
Gruppe der Anonymen Alkoholiker Leute sind, die früher einige Zeit bei den Guttemplern waren. Umgekehrt
haben andere die Entscheidung getroffen, nicht länger
zu den Anonymen Alkoholikern, sondern eben zu den
Guttemplern oder zum Kreuzbund zu gehen, weil sie
dort ihre religiöse Orientierung besser vertreten sahen,
oder weil der Weg schlicht näher war.

Praktisch jeder neue Besucher bei unseren Gruppentreffen bekommt außer den Terminen der Anonymen Alkoholiker auch noch die örtlichen Termine der Caritas-
Suchtgruppe gesagt.

In den Gruppen der Guttempler, des Kreuzbunds, der
Caritas und der Anonymen Alkoholiker am Ort und im
weiteren Umfeld sind etliche Leute, die regelmäßig
oder sporadisch auch Gruppensitzungen der anderen
Selbsthilfegruppen besuchen.

Wenn ich auf den folgenden Seiten die Anonymen Alkoholiker, ihr Gesamtkonzept und meine konkreten Erfahrungen in der Gruppe, die ich besuche, näher darstelle, dann soll das keine Werbung für die Anonymen
Alkoholiker sein, und es soll sich erst recht nicht gegen
die Arbeit anderer Gruppen wenden.

Ich kann aber nur über das berichten, was ich kenne,

und andere Gruppen als die Anonymen Alkoholiker habe ich nicht kennengelernt. Ich weiß aus Erzählungen anderer, daß sich die Arbeit in anderen Selbsthilfegruppen und vor allem das Erlebnis von Selbsthilfe nicht wesentlich unterscheidet von dem, was auch bei den Anonymen Alkoholikern abläuft.

Lesen Sie deshalb das folgende Kapitel als ein Modell für Selbsthilfegruppen, und seien Sie sich auch im klaren darüber, daß die konkrete Gruppe, die Sie bei sich am Wohnort antreffen, eventuell völlig anders aussehen kann. Mehr als für die Anonymen Alkoholiker möchte ich mit dieser Darstellung für das Konzept werben, das bei allen anderen Organisationen in ähnlicher Art wirksam ist – für die *Selbsthilfe* suchtkranker Menschen und ihrer Angehörigen.

Zusammenfassung

Es gibt viele Hilfen beim Trockenwerden. Auch wenn etliche Alkoholiker eine Entgiftung nur mit einer Krankenhausbehandlung schaffen, sind Ärzte oft nicht die richtigen und besten Ansprechpartner für jemanden, der ernsthaft entschlossen ist, mit dem Trinken aufzuhören. Suchtberatungsstellen (z.B. der Caritas, der Arbeiterwohlfahrt, des Diakonischen Werks, des Deutschen Paritätischen Wohlfahrtsverbands) und Selbsthilfegruppen (z.B. Anonyme Alkoholiker, Blaues Kreuz, Freundeskreis, Guttempler, Kreuzbund) beraten Betroffene und ihre Angehörigen.

Mehrwöchige und mehrmonatige Therapien in Kliniken für Suchtkranke sind oft eine wesentliche Hilfe beim Start ins trockene Leben. Sie können jedoch eine möglichst lebenslange Begleitung durch einen regelmäßigen Selbsthilfegruppenbesuch nicht ersetzen.

Der Weg der Anonymen Alkoholiker

Die Gemeinschaft der Anonymen Alkoholiker, die sich in einer Abkürzung ›AA‹ nennt, ist mit etwa 2-2$^1/_2$ Millionen Mitgliedern in über 110 Ländern der Welt sicher eine der größten Selbsthilfeorganisationen der Erde.

AA entstand Mitte der dreißiger Jahre unseres Jahrhunderts in den USA. Der Börsenmakler *Bill Wilson*, ein von Ärzten als hoffnungsloser Fall von Alkoholismus bezeichneter Mann, hat im Alter von 39 Jahren im Jahr 1935 begonnen, seinen Kampf gegen seine körperliche und seelische Krankheit noch einmal aufzunehmen, indem er nach bestimmten Prinzipien einer freireligiösen Bewegung versuchte, sein Leben zu gestalten. Es gelang ihm, wie vorher auch schon einige Male, einige Monate trocken zu bleiben. Während dieser Zeit versuchte er erfolglos, an andere, noch trinkende Alkoholiker seine Erfahrung weiterzugeben, daß die Befreiung von Alkoholabhängigkeit nur durch Abstinenz *und* eine seelisch-geistige Erneuerung, in Anlehnung an die von ihm befolgten Prinzipien, möglich sei.

Während der Vielzahl von Gesprächen mit »nassen« Alkoholikern machte Bill Wilson eine entscheidende Entdeckung: Solange er mit anderen Alkoholikern über Alkohol und die damit verbundenen Probleme sprach, verschwand sein Trinkwunsch völlig! Der Versuch, anderen zu helfen, erwies sich als größte und wirksamste Selbsthilfe beim Trockenbleiben.

Als Wilson nach einem fehlgeschlagenen Geschäft wieder einen erheblichen Suchtdruck verspürte, bat er einen Geistlichen, ihm einen Alkoholiker als Gesprächspartner zu nennen. Wilson bekam die Adresse von Bob

Smith, einem Chirurgen, der ebenfalls als hoffnungsloser Fall galt. Beide sprachen zum erstenmal über die Erfahrung, daß Gespräche über Alkohol vom Trinkwunsch befreien. Smith hatte nach Wochen noch
einen Rückfall, aber dann trank er keinen Tropfen
mehr.

Smith und Wilson versuchten in den folgenden Jahren
mit dem Hauptziel, sich selbst ihre Nüchternheit zu
bewahren, anderen Alkoholikern zu helfen. Ihren
Hauptzweck, selbst nichts zu trinken, erreichten sie
trotz vieler Enttäuschungen, und nach 5 Jahren war die
Gemeinschaft auf etwa 100 Mitglieder angewachsen. Zu
diesem Zeitpunkt schrieb Wilson ein Buch über die gemeinsamen Erfahrungen. Sein Titel »Alcoholics Anony-
mous« – Anonyme Alkoholiker – wurde zum Namen
der gesamten Gemeinschaft. Das Programm, das in diesem Buch dargelegt ist, erweist sich bis auf den heutigen Tag unverändert als tragfähig.

Die Traditionen und Organisationsformen der Gemeinschaft AA scheinen auf den ersten Blick unglaublich,
unhaltbar und konfus für eine Gemeinschaft dieser
Größe: Es gibt keinerlei Voraussetzung für die Mitgliedschaft als den Wunsch, mit dem Trinken aufzuhören.

Von Mitgliedschaft ist im übrigen nur schwer zu sprechen. Die Mitglieder sprechen sich ausschließlich mit
dem Vornamen an (und im deutschen Sprachraum mit
»Du«), um soziale Unterschiede völlig zu verwischen,
die sich durch die Kenntnis des Namens, des Berufs,
der Tätigkeit und der sozialen Stellung ergeben könnten.

Wer kommt, der kommt. Wer nicht mehr zu Gruppensitzungen geht, wird in keiner Weise gebeten oder gefordert, ja, in aller Regel auch nicht einmal mehr angesprochen, bis er wieder erscheint.

Es gibt keine Mitgliedslisten, keine Statistiken und keine Teilnahmebescheinigungen. Die Gruppen werden von Sprechern geleitet, die ebenfalls anonym bleiben. Normalerweise müssen sie ihr Amt nach wenigen Jahren wieder abgeben. Sie haben keinerlei Weisungsbefugnis. Sie können in keiner Hinsicht für die Gruppe tätig werden oder für die Gruppe sprechen. Ihr Amt beschränkt sich auf die Gesprächsführung beim Gruppentreffen.

Wenn eine Gruppe ihren Sprecher zu einem Treffen der Gruppensprecher schicken möchte, mag sie das tun. Es gibt aber auch eine größere Anzahl von AA-Gruppen, die über den Gruppenrahmen hinaus keinerlei Aktivitäten entfalten. Von den Teilnehmern an den Gruppensitzungen werden keinerlei religiöse oder politische Einstellungen gefordert, vorausgesetzt oder gewünscht.

Die weltweite Organisation AA hat wohl in den einzelnen Ländern Zentralbüros. Doch auch dort werden praktisch nur Verwaltungsarbeiten geleistet, keinerlei Entscheidungen getroffen oder gar Weisungen erlassen. Aus diesem streng anonymen Konzept ergibt sich: AA leistet über die Gruppengespräche und eventuell gewünschte Einzelgespräche hinaus keinerlei Hilfen. Die Verantwortung, die jeder einzelne sich selbst und der Gemeinschaft gegenüber einnimmt, muß er voll und ganz allein tragen. Niemand wird zu irgend etwas verpflichtet oder gezwungen. Wenn es vorkommt, daß ein Gruppensprecher rückfällig wird, dann nicht mehr erscheint und die Gruppenkasse mitnimmt, wird das hingenommen. Solche Fälle sind trotzdem selten.

Die Gemeinschaft AA nimmt in der kleinsten Gruppe genausowenig wie als größere Organisation Spenden,

Zuwendungen oder Preise an. Mehrere öffentliche Eh-
rungen wurden ausgeschlagen.

Bei dieser unglaublichen strukturellen Freiheit ist es
verständlich, daß AA-Gruppen sehr unterschiedlich aussehen können. Im Einzelfall sind abweichende, sektie-
rerische Gruppen zu finden, auf der anderen Seite ver-
kommt manche AA-Gruppe zum Kaffeekränzchen. In
aller Regel lösen sich solche Gruppenformen jedoch
nach einiger Zeit von selbst auf, denn sie erreichen das
Ziel, die Trockenheit des einzelnen aufrechtzuerhalten,
nicht auf Dauer.

Es scheint, daß es nicht die Anonymität und der
Wunsch, mit dem Trinken aufzuhören, allein sind, die
die Arbeit der AA-Gruppen so erfolgreich machen. Hin-
zu kommt das Genesungskonzept, wie es sich in den
»12 Schritten« widerspiegelt. Diese »12 Schritte« (oder
12 Stufen, je nach Übersetzung) entsprechen in etwas
veränderter Form dem Lebenskonzept, das Bill Wilson
sich als Plan für seine körperliche und seelische Genesung formulierte (s. Seite 153).

Die 12 Schritte

1. Wir gaben zu, daß wir dem Alkohol gegenüber machtlos sind – und unser Leben nicht mehr meistern konnten.
2. Wir kamen zu dem Glauben, daß eine Macht, größer als wir selbst, uns unsere geistige Gesundheit wiedergeben kann.
3. Wir faßten den Entschluß, unseren Willen und unser Leben der Sorge Gottes – wie wir ihn verstanden – anzuvertrauen.
4. Wir machten eine gründliche und furchtlose Inventur in unserem Inneren.
5. Wir gaben Gott, uns Selbst und einem anderen Menschen gegenüber unverhüllt unsere Fehler zu.
6. Wir waren völlig bereit, diese Charakterfehler von Gott beseitigen zu lassen.
7. Demütig baten wir ihn, unsere Mängel von uns zu nehmen.
8. Wir machten eine Liste aller Personen, denen wir Schaden zugefügt hatten, und wurden willig, ihn bei allen wiedergutzumachen.
9. Wir machten bei diesen Menschen alles wieder gut – wo immer es möglich war –, es sei denn, wir hätten dadurch sie oder andere verletzt.
10. Wir setzten die Inventur bei uns fort, und wenn wir unrecht hatten, gaben wir es sofort zu.
11. Wir suchten durch Gebet und Besinnung die bewußte Verbindung zu Gott – wie wir ihn verstanden – zu verbessern. Wir baten ihn, seinen Willen für uns erkennen zu lassen und um die Kraft, ihn auszuführen.
12. Nachdem wir durch diese Schritte ein geistiges Erwachen erlebt hatten, versuchten wir, diese Botschaft an andere Alkoholiker weiterzugeben und unser tägliches Leben nach diesen Grundsätzen auszurichten.

Wenn Sie, ganz egal welcher Religion oder Konfession Sie angehören, klare und feste Glaubensbegriffe haben, dann wird es Ihnen vermutlich nicht schwerfallen, zu verstehen und zu akzeptieren, was hinter den 12 Schritten steckt.

Vielleicht geht es Ihnen aber auch wie mir bei der ersten Begegnung mit den 12 Schritten: Die Sprache wirkte auf mich sektiererisch, frömmelnd und lebensfremd. Mit dem Konzept der 12 Schritte wußte ich nichts anzufangen außer mit der Erkenntnis: »Ich bin machtlos gegenüber dem Alkohol« – die Flasche war stärker als ich.

Weil ich nicht mehr trinken wollte, war ich bereit, mich trotzdem auf das AA-Konzept einzulassen. Zumindest ließ die Formulierung der 12 Schritte »Gott – wie wir ihn verstehen« und »eine Macht, größer als wir selbst« mir mehr religiöse Freiheit als die klaren, christlich orientierten Konzepte der anderen Selbsthilfegruppen, die am Ort Gruppenabende durchführten.

Schließlich hatte mich auch Ernst Herhaus' Beschreibung seines ersten, völlig unvorbereiteten AA-Gruppenabends berührt: »Später las dort jemand einige Sätze vor. In diesen Sätzen wiederholte sich an einigen Stellen eine Formel: ›Gott, wie wir ihn verstehen.‹ Ich bin aufgesprungen und... aus dem Saal gerannt, bin schreiend draußen bei Rot durch die Autoschlangen gesprungen. ›Haben die sich da einen Saufgott zurechtgezimmert?‹ Das habe ich, angstvoll, immer wieder gebrüllt, tief entsetzt... Naßgeschwitzt und zitternd sagte ich: ›Da gehe ich aber trotzdem wieder hin. Ich will nicht mehr trinken. Die können sich zurechtzimmern, was sie wollen. Ich geh' wieder zu denen.‹«[*]

Heute bin ich froh, daß ich meine Aversion gegen die religiösen Formulierungen zurückgestellt habe. Mir ist zwar klargeworden, daß viele AA-Mitglieder an einen persönlichen Gott glauben. Ich sehe aber auch, daß für die Vielfalt anderer Meinungen und Vorstellungen Platz ist:

---

[*] Herhaus, a.a.0., S. 268.

Manche AA-Mitglieder merken und spüren, daß während der Gruppensitzungen Erkenntnisse auf sie zukommen und Veränderungen mit ihnen passieren, die durch Nachdenken im stillen Kämmerchen nie erreicht würden. »Die Gruppe, das ist meine höhere Macht, die mir meine geistige Gesundheit wiedergibt« – diese Aussage können viele unterstreichen, die sich selbst als nichtreligiös bezeichnen.

»Die Solidarität, die ich nirgends so deutlich spüre wie in AA« – solche und ähnliche Aussagen über die »höhere Macht« helfen manchen AA-Mitgliedern sozialdemokratischer und sozialistischer Prägung, die 12 Schritte für sich zu vollziehen.

Mir selbst half ein Buch[*] einzusehen, daß die moderne Naturwissenschaft mit ihren Ergebnissen geradezu darauf hinweist, daß es über die menschliche Erkenntnis hinaus Bereiche gibt, die in unser Leben bestimmend eingreifen. »Liebe«, »Freundschaft«, »Hoffnung« – auch mit diesen sittlichen Begriffen helfen sich atheistische AA-Mitglieder dabei, die 12 Schritte zu verstehen.

Grundsätzlich steht fest, daß die 12 Schritte ein »sinnvoll aufgebautes Programm persönlichen Wachstums sind, in dem die wesentlichen Punkte bearbeitet werden, die für Abhängige und ihre Umgebung wichtig sind.«[**]

Vielleicht hilft es Ihnen, diese Aussage richtig zu werten und die 12 Schritte der AA auch als einen möglichen Weg für sich selbst in Betracht zu ziehen, wenn

---

[*] Hoimar von Ditfurth: »Wir sind nicht nur von dieser Welt«, München 1981.

[**] Helmut Harsch, a.a.O., S. 58. Harsch bringt auf fast 90 Seiten eine ausführliche Darstellung der therapeutischen Bedeutung der 12 Schritte. Diese Darstellung wirkt im Gegensatz zu manchen anderen nicht belastend (»das schaff' ich doch nie alles«), sondern macht Mut und Hoffnung, sich auf diesen langen Weg persönlichen Wachstums einzulassen.

ich Ihnen, ohne irgendeinen Verallgemeinerungsanspruch, einmal darstelle, was sich für mich persönlich im Laufe meines Nüchternwerdens dahinter verbarg.

1. Das Zugeben eigener Machtlosigkeit. Nicht nur dem Suchtmittel gegenüber ist man machtlos. Bestimmte Bereiche des Lebens können Abhängige – und ihre Angehörigen[*] – nicht meistern.

   Wo Sie persönlich Ihre Probleme haben, weiß ich nicht – aber für mich selbst kann ich sagen: Schon lange vor Eintritt meiner Alkoholabhängigkeit hatte ich erhebliche Schwierigkeiten, mit negativen Gefühlen und mit Mißerfolgen umzugehen. Eine Vielzahl von Versuchen, hieran etwas zu ändern, scheiterte. Erst von dem Punkt an, an dem ich mir zugeben konnte, daß ich nun einmal so bin, wie ich bin, waren Veränderungen möglich.

2. Diese möglichen Veränderungen kommen nicht aus mir selbst. Solange ich darauf hoffte, durch eigene Willensanstrengungen, Überlegungen, durch Psychotherapie u. ä. eine Änderung zu erreichen, scheiterte ich. Erst als ich mich in einen nicht definierbaren Gruppenprozeß bei AA fallen ließ, ging es mir besser. Ohne an einen persönlichen Gott zu glauben, sehe ich, daß eine Macht, größer als ich selbst, mir meine geistige Gesundheit wiedergeben konnte. Aus der Bitterkeit des Zugebens von Machtlosigkeit konnte so wieder Hoffnung wachsen.

3. Der 3. Schritt bedeutet für mich, mich dem Leben zu überlassen: meine begrenzte Macht zu erkennen und zu gebrauchen, aber nicht mehr die Dinge, die ich nicht ändern kann, zum Anlaß für Ver-

---

[*] Auch die Gruppen Al-Anon und Al-Ateen arbeiten nach den 12 Schritten des AA-Programms.

zweiflung, Resignation und Depression zu nehmen.

4. Gründliche Inventuren hatte ich im Alleingang schon öfter versucht. Aus der Erfahrung heraus, daß es Anlaß gibt, auf eine geistige Gesundung zu hoffen, konnte ich diese Inventur nun auch furchtlos angehen und in einem schmerzhaften, anstrengenden und noch andauernden Prozeß mich mit Dingen in meinem Leben auseinandersetzen, vor denen ich mich früher scheute.

5. Das Zugeben von Fehlern auch gegenüber einem andern, zu dem ich Vertrauen habe und der alkoholismuserfahren ist, befreit von der Belastung, sich mit Ängsten, Furcht und Schuldgefühlen alleingelassen zu fühlen.

6. Fehlerhafte und schuldhafte Verhaltensweisen mag ich zugeben. Das bedeutet aber noch nicht, daß ich bereit bin, mich von ihnen zu trennen, denn schließlich handelt es sich um eingespielte und liebgewordene Verhaltensweisen, und ich kann nicht unbedingt wissen, was an Neuem auf mich zukommt.
Die Bereitschaft, auf die Charakterfehler zu verzichten, wächst nur langsam. Sie steigt mit der realistischen Hoffnung auf positive neue Verhaltensweisen immer mehr.

7. Ich setze meine Erwartung darin, daß in einem langsamen Prozeß, der viel Geduld und Mühe erfordert, beim Versuch einer neuen, wirklichkeitsbezogenen Lebensweise meine bisherigen Fehler mit der Zeit verschwinden.

8. Ich sehe der Tatsache offen ins Auge, daß ich schuldhaft gehandelt habe und anderen Schaden zugefügt habe, denn trotz der Krankheit, die ich

mir nicht gewünscht habe, war ich für mein Handeln verantwortlich. Ich lasse in mir die Bereitschaft wachsen, dies wiedergutzumachen, damit ich unbelastet von der Vergangenheit weiter in die Zukunft gehen kann.

9. Den Willen, Schuld wiedergutzumachen, setze ich dort in die Tat um, wo es nur irgend möglich ist.

10. Ich weiß, daß meine Inventur lebenslang sein wird und ich immer wieder bereit sein muß, den moralischen Stand zu wahren, den ich einmal erreicht habe.

11. Der Frage nach Sinn und Bedeutung meines Lebens bin ich lange ausgewichen. Weil ich jetzt weiß, daß mich Resignation und Mutlosigkeit in selbstzerstörerische Prozesse getrieben haben, versuche ich nun wieder täglich zu erkennen, vor welchen Aufgaben ich stehe, und diese Erkenntnis in die Tat umzusetzen.

12. Wegen der Gleichförmigkeit der Krankheitsprozesse beim Alkoholismus weiß ich, daß andere Alkoholiker sehr ähnliche Erfahrungen gemacht haben, und ich fühle es als eine moralische Verantwortung, auch den Weg meiner Genesung anderen mitzuteilen. Im übrigen weiß ich, daß ich mein tägliches Leben nach diesen Leitlinien ausrichten muß, damit ich nicht wieder seelisch oder körperlich krank werde.

Auch wenn sich der Weg der 12 Schritte in der Realität bei der Genesung Alkoholabhängiger (und anderer Drogenabhängiger) vielfach bewährt hat, sollte man klar sagen: In der Praxis der Gruppentreffen der Anonymen Alkoholiker wird nur in den seltensten Fällen Schritt für Schritt vorgegangen. Schließlich besteht eine Gruppe ja aus einem ziemlich zusammengewürfelten Haufen: Menschen, die noch trinken, Menschen, die einige Tage und Wochen trocken sind, und Menschen, die schon Jahre bis Jahrzehnte nicht mehr trinken, treffen hier zusammen.

Wichtig ist, daß der Weg der 12 Schritte als Praxiserfahrung immer im Hintergrund steht. Im gegenseitigen Lernen voneinander werden die einzelnen Phasen der Genesung immer widergespiegelt.

Im übrigen hat sich in den langen Jahren seit Bestehen der AA erwiesen, daß die Schritte unterschiedlich zu ge wichten sind: Das Zugeben der Machtlosigkeit gegenüber dem Alkohol und dem Leben und die Bereitschaft zu einer gründlichen Inventur reichen oft aus, alle anderen Prozesse von selbst in die Wege zu leiten.

Ich habe versucht, die Bedeutung der 12 Schritte der Anonymen Alkoholiker ausführlich darzustellen, damit Sie nicht der falschen Vorstellung verfallen, die Funktion und die Aufgabe von Selbsthilfegruppen bestünden einzig und allein in der Hilfestellung beim Nichttrinken. Ähnlich wie bei den Anonymen Alkoholikern werden Sie auch in anderen Selbsthilfegruppen ein bestimmtes Programm finden, mit dem das Ziel erreicht werden soll, dem Alkoholabhängigen neben Hilfestellungen zum Trockenbleiben auch die Wiedergewinnung der seelischen Gesundheit zu ermöglichen.

Der Weg zur seelischen Gesundheit ist aber unter gar keinen Umständen möglich, solange jemand noch trinkt. Fast jeder von uns hat einmal den Versuch gemacht, erst seine Lebensprobleme und dann sein Alkoholproblem zu lösen.

Das geht nicht. Deshalb besteht die erste Aufgabe jeder Gruppe für den einzelnen darin, ihn in seinem

Wunsch, nicht zu trinken, zu bestärken und ihm Hilfestellung zu leisten, diesen Wunsch zu verwirklichen.

Dieser Hilfestellung können Sie sich um so mehr öffnen, je mehr Sie wissen, was Sie in einer Gruppe erwartet. Wer sitzt da? Was geht vor sich?

Je nachdem, wo Sie wohnen, welche Gruppe Sie besuchen und wer gerade zur Gruppensitzung kommt, müssen Sie mit großen Unterschieden rechnen.

Ich besuche ein bis zwei AA-Gruppen pro Woche, eine
montags, die andere freitags. Beide sind sehr ähnlich in
der Art und Weise, wie miteinander gesprochen wird.
Ich möchte Ihnen in etwa beschreiben, wie solche
Gruppenabende verlaufen. Für 2 Stunden am Abend
treffen wir uns im Raum eines kirchlichen Trägers. Diese Treffen werden durchschnittlich von etwa 20 Personen besucht. Die regelmäßigen Mitglieder bieten ein
ziemlich getreues Spiegelbild der sozialen Wirklichkeit
in unserer Kleinstadt mit ihrem ländlichen Umfeld:
mehrere Hausfrauen, teilweise mit Nebentätigkeit, ein
Postbeamter, ein Zollbeamter, ein Versicherungskauf-
mann, Landwirte, Chemiefacharbeiter, zwei Lehrer, ein
Kraftfahrer, ein Bauunternehmer, Arbeitslose sowie einige Mitglieder, deren Beruf ich nicht kenne. Diese
»Stammitglieder« sind unterschiedlich lange bei AA: Einige besuchen seit über 10 Jahren Gruppensitzungen,
andere sind seit 1-5 Jahren trocken, ein größerer Teil
ist seit mehreren Monaten dabei.

Die Trinkerkarrieren führten in unterschiedliche Tiefen. Einige Mitglieder hatten Beruf, Familie, Führerschein und Besitz verloren. Einige sind straffällig geworden. Andere haben mehrfach Zwangseinweisungen
in psychiatrische Kliniken hinter sich.

Wieder andere aber schafften den Ausstieg aus dem abhängigen Trinkverhalten relativ früh. Ehe, Beruf, Karrie-

sprächsbeiträge nur nach Meldung und Aufschreiben durch den Gruppensprecher zuzulassen. Es gibt jedoch AA-Gruppen, die dieses Vorgehen nach alter Tradition pflegen, und sie sind genauso gut wie unsere, recht offen arbeitende Gruppe.

Kurz vor Schluß des Abends geht ein Topf herum. Jeder, der möchte, gibt soviel Geld, wie er möchte, um damit den Einkauf von Kaffee, Getränken und eventuell von kostenlos zu verteilenden Informationsbroschüren mitzufinanzieren.

Ein Gruppenmitglied beschließt bei uns den Abend, indem er den *Gelassenheitsspruch* vorliest: »Gott gebe mir die Gelassenheit, Dinge hinzunehmen, die ich nicht ändern kann, den Mut, Dinge zu ändern, die ich ändern kann, und die Weisheit, das eine vom anderen zu unterscheiden.« (In anderen Gruppen ist es üblich, diesen Spruch gemeinsam zu sagen.)

Das ist im Grunde schon alles, und es ist kaum zu erklären, wieso sich aus diesen regelmäßigen Treffen für jeden, der es will, die Fähigkeit ergibt, mit dem Trinken aufhören zu können und sein Leben in den entscheidenden Punkten zu ändern.

Die große Effektivität erklärt sich wohl vor allem aus diesen Punkten:

1. Im Gespräch mit gleich Betroffenen lassen sich bestimmte Dinge (Verhalten im nassen Zustand, süchtiges Trinken, Gefühle) viel schneller und unmittelbarer mitteilen und verstehen. Ähnlich, wie sich in einer Gesellschaft von 20 Leuten unweigerlich 2 Leute einer Berufsgruppe nach einiger Zeit zusammenfinden und in einer Art und Weise miteinander über ihre Aufgaben sprechen können, ohne daß die anderen viel davon verstehen – ähnlich können Alkoholiker miteinander reden.

2. Die Erfahrung, unmittelbar vom andern verstanden zu werden, festigt die Einsicht in die eigene Alkoholkrankheit.

3. In der AA-Gruppe ist jede Phase des Alkoholismus unmittelbar zu beobachten. Jedes Mitglied kann an dem Verhalten anderer sehen, in welcher Phase er schon war, welche Phase ihm vielleicht noch droht, wenn er weitersäuft, und welche Möglichkeiten der seelischen Genesung ihm bevorstehen.

4. Vor allem die typischen Fehlverhaltensweisen sind unmittelbar zu vermeiden, wenn man dafür offen ist, aus der Beobachtung bei anderen die Schlüsse für sich selbst zu ziehen.

5. Wichtige und schwierige Schritte auf dem Weg des Nüchternwerdens sind leichter zu gehen, weil aus der Erfahrung derer, die schon weiter sind, unmittelbar Lebensanleitungen für einen selbst erwachsen.

6. Auch wenn man der Meinung ist, daß eigentlich hauptsächlich über Alltagsprobleme und Sorgen geredet wird, kann man sich doch sicher sein, daß es vorrangig alkoholikertypische Dinge sind, über die normalerweise gesprochen wird.

Es gibt einige Grundregeln und Ratschläge, die praktisch während jeder Sitzung einmal ausgesprochen werden, die weltweit als AA-Formulierungen verbreitet sind und die beim ersten und entscheidenden Schritt Unterstützung bieten: beim Aufhören, Alkohol in irgendeiner Form zu sich zu nehmen.
Dies sind die Regeln:

Das erste Glas stehenlassen!

Fast jeder Alkoholiker hat sich lange Zeit mit dem Problem herumgeschlagen, weniger zu trinken, nur bestimmte Getränke zu trinken oder zu einem bestimmten Zeitpunkt aufzuhören.

Er ist deshalb immer wieder gescheitert, weil für die meisten Alkoholiker eben der Kontrollverlust ein entscheidendes Zeichen der Krankheit ist.

Wer unter dem Einfluß der Droge Alkohol steht, ist nicht mehr fähig zu entscheiden, ob er ein fünftes oder sechstes Glas trinkt oder nicht. In aller Regel hat er ein unwiderstehliches Verlangen. Während der Wille in anderen Beziehungen beim Alkoholiker erstaunlich stark bleibt, hat er einen stark geschwächten Willen beim Kampf gegen den Alkohol. Das eine oder andere Mal mag die Kraft ausreichen, um nach einigen Gläsern aufzuhören, besonders wenn beim Weitertrinken unmittelbare Konsequenzen drohen: Wer es sich nicht leisten kann, bei einer Feier am Arbeitsplatz aufzufallen, ohne sofort gekündigt zu werden, der schafft es sicher auch ein paar Mal, nur drei oder vier Glas Bier zu trinken und dann auf Saft umzusteigen. Aber normalerweise trinkt der Alkoholiker weiter.

Deshalb ist es die triviale Erkenntnis: Es ist nicht das sechste, siebte, achte, neunte, zehnte Glas, das uns betrunken macht und in die Abhängigkeit treibt – es ist jeweils das erste Glas.

Wenn Sie für sich selbst das Gebot akzeptieren können: Das erste Glas stehenlassen! – dann sind Sie von ständigen Entscheidungskämpfen befreit. Sie brauchen sich nicht zu überlegen, wieviel Sie trinken dürfen, Sie brauchen sich nicht für oder gegen irgendein Getränk zu entscheiden. Sie wissen, daß Sie nur ein bestimmtes Glas nicht trinken dürfen: das erste.

24 Stunden – heute – jetzt!

Besonders im Anfangsstadium des Trockenwerdens ist es unerträglich, sich mit der Vorstellung zu beschäftigen: Du darfst nie wieder trinken! Nie wieder – das bedeutet ja: auf keinem Geburtstag, auf keiner Feier, nie mehr zu Silvester, auch auf der Silberhochzeit, beim 40jährigen Jubiläum, auf der Goldhochzeit nicht! Nie mehr ein leckeres Gläschen Wein, nie mehr ein kühles Bier, nie mehr einen prickelnden Sekt – das geht über die Vorstellungskraft hinaus. Die Leistung, die da verlangt wird, erscheint manchem wie ein unbezwingbarer Berg.

In der Praxis hat es sich gezeigt, daß es sinnvoller, entlastender und praktikabler ist, sich kleine Schritte vorzunehmen. Es reicht, jeweils einen Tag nicht zu trinken. Ihr Ziel muß es sein, 24 Stunden trocken zu bleiben. Dann können Sie diesen Tag abhaken – und sich weitere 24 Stunden vornehmen.

Was wie ein Selbstbetrug erscheint, ist ungeheuer wirksam. Sie werden nach kurzer Zeit merken, daß Sie aufhören, ständig die Tage und Wochen Ihres Trockenseins zu zählen. Die Feiertage, die vor Ihnen liegen, erscheinen Ihnen nicht als Zumutung. Schließlich müssen Sie nur mit dem heutigen Tag fertig werden.

Manchmal ist auch der Überblick über einen Tag zu lang. Wenn gerade am Anfang der Trockenheit eine Betriebsfeier, ein Familienfest, ein Vertragsabschluß angesagt ist, dann heißt die Devise: Jetzt nicht trinken! Diese Stunde nicht trinken! Das erste Glas stehen lassen!

Geduld!

Die meisten Alkoholiker haben lange Perioden ihres Lebens mit Problemen, Fehlverhaltensweisen und eben mit Alkohol verbracht. Nach kurzer Zeit des Trockenseins stellen sie sich deshalb, süchtig wie sie sind, weiterhin extreme Forderungen. Alles soll so schnell wie möglich besser laufen. Jeder soll einen für das Nichttrinken loben. Berufliche Erfolge und private Verbesserungen sollen so schnell und umfänglich wie möglich eintreten.

Besonders in der ersten Zeit des Trockenseins können sie es gar nicht erwarten, die Stufe der zufriedenen, trockenen Nüchternheit zu erreichen, die das eine oder andere Gruppenmitglied offensichtlich erreicht zu haben scheint.

Die Devise »Geduld!« soll bremsen. Überschwengliche Forderungen, Erwartungen, Hoffnungen und Wünsche bringen einen so schnell, wie man es sich oft nicht denken kann, wieder an die Flasche. Die Wiederherstellung einer abgerundeten Persönlichkeit braucht seine Zeit. Wer nicht mehr trinkt, dessen Welt ordnet sich nicht von selbst. Sie müssen es akzeptieren, weiterhin mit Gefühlswallungen, Ärger, Konflikten und Schwierigkeiten zu leben, aber eben, ohne zu trinken. An anderen Gruppenmitgliedern können Sie sehen: Bei etwas Geduld lösen sich eine Vielzahl von Problemen mit der Zeit von selbst, und die Kraft, die für wirksame Veränderungen gebraucht wird, läßt sich über einen längeren Zeitraum sinnvoller und ohne Selbstzerstörung einsetzen.

Das Wichtigste zuerst!

Dieser Hinweis hilft bei den Entscheidungen, die tag-täglich anstehen. Wer noch trinkt, dem liegt es nahe, Entscheidungen entweder übers Knie zu brechen oder sie aufzuschieben, bis sie sich von selbst erledigen, oder bis man um eine Entscheidung nicht mehr umhin kann. Die Fülle von Aufgaben, Verantwortungen und Verpflichtungen, die auf einen zukommt, erscheint den meisten bedrohlich.

Das ändert sich nicht sofort, wenn man zu trinken aufhört. Damit die Aufgaben, die das tägliche Leben stellt, nicht zu sehr bedrängen, soll man versuchen, im Hier und Heute zu leben: nur das zu lösen und das lösen zu wollen, was tatsächlich heute anliegt, und keine Probleme von morgen, keine Probleme des nächsten Monats und des nächsten Jahres, keine Probleme, die gar nicht zu lösen sind.

Etwas für sich selbst tun!

Die Droge Alkohol hat für den Abhängigen manche Probleme gelöst. Er hat seine Gefühle nicht mehr richtig wahrgenommen. Er hat sich seine Freude verstärkt. Er hat seinen Ärger hinuntergespült. Für manche wurde das Beschaffungsproblem und das heimliche Trinken so wichtig, daß für das Denken an anderes keine Zeit mehr blieb.

Andere hatten wegen ihres Trinkens so große Schuldgefühle, daß sie alles mit sich machen ließen: Sie waren Spielball ihrer Umgebung, kamen jedem Wunsch nach und erfüllten jede Anforderung.

Den Weg zu einer zufriedenen, trockenen Nüchternheit kann man nur gehen, wenn man wieder lernt, an sich selbst zu denken. Das bedeutet vor allem zuerst einmal: Gegenüber dem lebenswichtigen Wunsch, nichts mehr zu trinken, hat jede andere Forderung an Sie zurückzustehen! Keine Bitte aus Ihrer Familie sollte Sie davon abhalten, eine Gruppensitzung zu besuchen, wenn Sie das wollen. Niemandem, aber auch niemandem zu Gefallen sollten Sie ein Glas Alkohol anrühren!

Als Abhängiger hat man oft das Gefühl gehabt, sich mit dem Alkohol etwas Gutes zu tun. Das müssen Sie jetzt ersetzen. Denken Sie an sich selbst – zuerst! Es ist lebenswichtig für Sie, und es ist genauso wichtig für die anderen, weil Sie im betrunkenen Zustand erst recht nicht fähig sind, für Ihr Umfeld – die Familie, den Beruf, den Verein, die Partei – etwas zu leisten.

Der Beschreibung von Zielen und Vorgehensweisen der Anonymen Alkoholiker haben Sie vielleicht entnommen, welche Aufgaben Selbsthilfegruppen haben und wie sie erfüllt werden können. Das Nichttrinken ist der grundlegende und entscheidende Schritt. Nach dem Aufhören aber stehen Ihnen Änderungen bevor, die Sie noch nicht abschätzen können.

Wenn Sie sich nicht darauf einlassen, besteht die große Gefahr, daß Sie nach kürzerer oder längerer Zeit wieder verführt werden, zur Flasche zu greifen: Sei es, weil Sie keine Möglichkeiten sehen, Ihr Leben ohne Alkohol zu meistern, sei es, weil Sie nach längerer Zeit das Gefühl haben, jetzt wieder kontrolliert ein Gläschen trinken zu können.

Machen Sie sich noch einmal klar, daß Abstinenz bei der Genesung vom Alkoholismus entscheidend ist, aber sie ist nicht alles!

Abstinente Phasen im Alleingang von mehreren Monaten, aber auch bis zu 3 Jahren sind ohne weiteres möglich – dann scheitert der Alleingang, und es kommt zum Rückfall.

Keine ärztliche Betreuung, keine Suchtberatung, keine Entziehungskur kann Ihnen das bieten, was Selbsthilfegruppen leisten: wirksame, konkrete Hilfe bei der Meisterung der alltäglichen Schwierigkeiten, bei all den großen und kleinen Dingen, die im Leben unvorhergesehen, aber todsicher vorkommen und immer wieder die scheinbare Sicherheit nach Jahren der Trockenheit in Frage stellen können.

Zusammenfassung

Trotz unterschiedlicher Akzente sehen sich die verschiedenen Selbsthilfegruppen auf dem Gebiet der Suchtkrankenhilfe in aller Regel nicht als Konkurrenten, sondern sie bieten in gegenseitigem Respekt und ohne irgendeine Gewinnabsicht ihre Hilfen an.

Die Gemeinschaft AA (Anonyme Alkoholiker) ist die weltweit größte Selbsthilfegruppe für Alkoholiker. Seit Ende der dreißiger Jahre arbeiten die einzelnen AA-Gruppen mit dem Zwölf-Schritte-Programm.

Wesentliche Ideen der Anonymen Alkoholiker zur Hilfe auf dem persönlichen Weg zu einem trockenen und nüchternen Leben, wie er hier beschrieben wird, finden sich auch in der Arbeit anderer Selbsthilfegruppen wieder.

Ihr ganz persönlicher Weg – weg vom Alkohol

Dem vorherigen Kapitel haben Sie entnehmen können, daß Ihnen eine Menge Hilfsangebote zur Verfügung stehen, falls Sie sich wirklich ehrlich, ganz für sich selbst, entschlossen haben, weg vom Alkohol kommen zu wollen. Diese Angebote sollten Sie nutzen. Sie müssen sich entscheiden, was Sie wollen. Sie ganz allein müssen entscheiden, welche Hilfen Sie in Anspruch nehmen wollen und welche nicht.

Niemand kann Ihnen Schritte und Entscheidungen abnehmen. Niemand kann für Sie den Alkohol stehen lassen. Niemand kann Ihnen Ihre persönlichen Auseinandersetzungen mit Problemen und Schwierigkeiten abnehmen. Niemand kann und darf Ihnen Ihre eigenen Überlegungen abnehmen.

Vermeiden Sie deshalb einen typischen Fehler: Fragen Sie niemanden, ob Sie nun wirklich Alkoholiker sind oder nicht.

Diese Entscheidung müssen Sie selbst treffen. Wer den Arzt oder den Suchtberater fragt, wie es wohl mit ihm steht, der sucht oft im Grunde nur nach einer bequemen Ausrede, nach der Antwort: So schlimm ist es bei Ihnen noch nicht.

Bin ich Alkoholiker oder nicht? Wenn Sie im Moment noch zweifeln, können Sie noch etwas experimentieren. Versuchen Sie, regelmäßig nach dem 3. oder 4. Glas aufzuhören. Machen Sie Experimente immer dort, wo Sie normalerweise über den Durst getrunken haben. Wenn Sie Kneipengänger sind, versuchen Sie, in der Kneipe nach einigen Gläsern aufzuhören (und auch zu Hause nicht weiterzutrinken); wenn Sie vorzugsweise zu Hause trinken, überprüfen Sie Ihre Kontrollfähigkeit hier. Machen Sie das mehrfach. Wenn Sie sich dabei ehrlich beobachten, wenn Sie sich keine Ausreden gönnen – dann wissen Sie hinterher, wie es mit Ihnen steht.

Mit der Erkenntnis, nicht mehr so trinken zu können wie andere, könnten Sie schon Ihren persönlichen Tiefpunkt erreicht haben. Dieser Tiefpunkt ist, nach aller Erfahrung, nötig, um als Suchtkranker wirklich den Neuanfang zu wollen und durchzuhalten.

Bei manchen kommt der persönliche Tiefpunkt, nach der äußeren Beobachtung, ziemlich spät: Sie verlieren Arbeitsstelle, Freunde, Familie, Geld, Wohnung – bis sie aufhören wollen.

Bei anderen kommt der Tiefpunkt recht früh. Die Wahrnehmung, daß selbst das zweijährige Kind schon feststellt: »Papa, du stinkst« – kann der Auslöser für den Tiefpunkt sein.

Die Scham vor sich selbst, sich jeden Tag belügen zu müssen, nie den Vorsatz »Heute trink ich nichts« über den Tag retten zu können, kann der Anlaß sein, sich seine persönliche Existenzkrise schon zuzugeben, wenn das private und berufliche Umfeld noch völlig intakt zu sein scheint.

Schlagen Sie sich das alte Vorurteil aus dem Kopf: Alkoholiker sind nicht nur Penner auf der Parkbank, nicht nur stinkende, lallende, verkommene, arbeitsunfähige Existenzen. Die große Masse der Alkoholiker ist lange Zeit ziemlich unauffällig. Viele sterben an anderen Krankheiten, bevor sie das Stadium der Auffälligkeit für jedermann erreichen. Und es gibt auch das, was kaum einer glaubt: den sympathischen, freundlichen, engagierten, scheinbar gut in sein Umfeld integrierten Menschen – der aber trotzdem suchtkrank ist.

Überprüfen Sie in einem zweiten Schritt noch einmal gründlich, weshalb Sie aufhören wollen, Alkohol zu trinken: Ist das wirklich Ihr persönlicher Entschluß? Haben Sie persönlich einfach keine Lust mehr, so weiterzumachen?

Oder wollen Sie vielmehr jemandem einen Gefallen

tun: Wollen Sie Ihre Ehe, Ihre Partnerschaft, Ihren Job, Ihren Führerschein retten, indem Sie nichts mehr trinken?

Es ist nicht abzustreiten, daß das Nichttrinkenwollen auf Wunsch von anderen manchmal der Anfang des Weges weg vom Alkohol sein kann. Aber sichere und größere Erfolgschancen, langfristig nüchtern und erfolgreich leben zu können, haben Sie, wenn der Wunsch, nicht mehr trinken zu wollen, ganz allein in Ihnen entsteht und Sie zum Beispiel sicher wissen, daß Sie auch dann »nein« zum Trinken sagen wollen, wenn Ihr Partner oder Ihr Chef nach langer Zeit der Enthaltsamkeit Ihnen wieder mal ein Gläschen erlauben und anbieten würde.

Vor diesem Hintergrund nur – den beiden Entscheidungen, daß Sie Alkoholiker sind und daß Sie für sich selbst trocken werden wollen – können Sie Unterstützung suchen.

Dabei wäre es gut, wenn Sie einen Arzt finden würden, zu dem Sie Vertrauen haben und der etwas vom Alkoholismus versteht. Das ist selten. Wenn Sie niemanden wissen, kann Ihnen vermutlich Ihre Suchtberatungsstelle oder die Selbsthilfegruppe weiterhelfen.

Ein etwas schwierigeres Problem stellt sich, wenn Sie genau herauszufinden versuchen, welche Einrichtungen und Gruppen es an Ihrem Wohnort gibt, besonders dann, wenn Sie aus verständlichen Gründen nicht unbedingt an die große Glocke hängen wollen, daß Sie alkoholabhängig sind.

Die Adressen im Anhang helfen Ihnen zumindest, sich einen Überblick über das mögliche Angebot zu verschaffen. Wenn irgendein Verband Sie besonders interessiert, können Sie sich von ihm Informationsmaterial

schicken lassen und um Hinweise bitten, wo die nächste Kontaktstelle zu erreichen ist.

In den örtlichen Tageszeitungen erscheinen aber auch
oft Hinweise auf Veranstaltungen und Angebote: Suchtberatung – Guttempler – Kreuzbund – Anonyme Alkoholiker versuchen in aller Regel, ihre Veranstaltungen
auf diese Weise zu veröffentlichen.

Wenn Sie möglichst bald Rat suchen, und wenn Sie in
den Tageszeitungen keine oder nicht genügend Hinweise finden, dann hilft Ihnen mit ziemlicher Sicherheit
die Telefonseelsorge weiter. Die Rufnummer ist normalerweise außen auf Ihrem Telefonbuch abgedruckt. Bitten Sie, ohne Ihren Namen zu nennen, falls Sie nicht
mögen, um Adressen und Anlaufstellen für Suchtberatung und Selbsthilfe bei Alkoholproblemen. Entweder
sofort oder nach einiger Zeit wird man Ihnen zumindest 2 oder 3 Adressen nennen können.

Wenn Sie die Suchtberatungsstelle oder die Treffen einer Selbsthilfegruppe besuchen möchten, dann ist es
meist ratsam, sich vorher telefonisch zu erkundigen, ob
die angegebenen Termine stimmen. Der erste Besuch
einer Hilfseinrichtung stellt erfahrungsgemäß einen
schweren Schritt dar, und viele sind schon vor der entscheidenden Tür wieder umgekehrt. Den Schritt hinein
können Sie sich durch solche Vorgespräche erleichtern.
Erkundigen Sie sich, wenn Sie es möchten, in etwa
über die Teilnehmerzahl der Gruppen. Fragen Sie, wie
der Ablauf eines Abends normalerweise aussieht. Fragen
Sie, ob bei der Sitzung, die Sie besuchen möchten, ein
bestimmter Ansprechpartner da ist, den Sie in einem
Vor- oder Nachgespräch um weiterführenden Rat bitten
können.

Lassen Sie sich grundsätzlich mit Ihren Entscheidungen
Zeit! Der Entschluß, zur Suchtberatung oder zur Selbst-

hilfegruppe zu gehen, entscheidet noch lange nicht darüber, was Sie im weiteren tun müssen, ob eine Krankenhausbehandlung nötig sein wird, ob Sie eine Entziehungskur machen sollten oder nicht.

Betrachten Sie alles, was Sie tun, als Suche nach Hinweisen für Ihre eigenen Entscheidungen, aber hoffen Sie nicht, daß Ihnen irgend jemand anderes Ihre Entscheidungen abnimmt. Dort, wo Ihnen ganz bestimmte, konkrete Ratschläge geradezu aufgedrängt werden, sollten Sie vorsichtig sein.

Andererseits: Rat- und Hilfesuchen nützt Ihnen nichts, wenn Sie nicht ein bißchen auch Ihre Bereitschaft entwickeln und erhöhen, von der Erfahrung und dem Wissen anderer zu profitieren.

Gerade am Anfang Ihrer Trockenheit werden Sie mit ziemlicher Sicherheit mit einem Großteil von Meinungen konfrontiert werden, die Ihnen ziemlich gegen den Strich gehen, Ratschläge, deren Sinn und Nutzen Sie nicht unbedingt einsehen.

Versuchen Sie dann einmal festzustellen, was Sie von der persönlichen Glaubwürdigkeit dessen halten, der mit Ihnen redet. Wenn Sie das Gesagte in seinem persönlichen Aussagegehalt überzeugt, dann sollten Sie sich einen Ruck geben und auch einen Hinweis akzeptieren, der sich in der praktischen Erfahrung als nützlich erwiesen hat.

Einige wesentliche, bewährte Verhaltensregeln, die vor allem den Umgang mit Alkohol, aber auch den Umgang mit anderen Leuten in der ersten Zeit der Abstinenz betreffen, sind im folgenden Kapitel dargestellt.

Sie können sich darüber Ihre eigene Meinung bilden. Aber Sie können sicher sein: Wenn Sie diese Ratschläge nicht beachten und praktizieren, dann werden Sie es recht schwer haben, dem Suchtdruck auszuweichen, mit dem Sie vor allem in den ersten Monaten stark zu kämpfen haben.

Technische Hilfen zum Trockenbleiben

Sie müssen damit rechnen, daß Ihnen das Nichttrinken ziemlich schwerfällt. Es gibt Momente, in denen Sie glauben, Ihr unbändiges Verlangen nach einem Schluck Alkohol kaum noch ertragen zu können. Mit der Zeit läßt der Suchtdruck etwas nach, aber auch nach Monaten und Jahren kommt es zu Momenten, in denen Sie plötzlich und unerwartet ein kaum erträgliches, körperliches Verlangen nach Alkohol überrascht.

Je mehr Ihre Lebenssituation beim Trockensein der Situation ähnelt, in der Sie getrunken haben, desto schwerer wird es Ihnen fallen, sich selbst gegenüber »nein« zu sagen. Grundregel ist die schon bekannte Forderung: »Das erste Glas stehen lassen.«

Wenn ich in den ersten Tagen und Monaten Verlangen nach Alkohol hatte, dann machte ich mir immer wieder klar, daß es mich nicht nach einem Glas Bier oder nach einem Glas Wein verlangt, sondern daß der Suchtdruck (Kontrollverlust) nach diesem Glas genauso groß ist wie vorher. Ich hatte nur eine Alternative, wie Sie wahrscheinlich auch: Nichttrinken oder Durchtrinken.

Um die schwierige erste Zeit möglichst gut und rückfallfrei zu überstehen, sollten Sie in Ihrer Umgebung einiges ändern:

- *Sorgen Sie dafür, daß kein Alkohol im Haus ist!*
  Setzen Sie das nach Möglichkeit auch dann durch, wenn andere Familienmitglieder trinken. Wenn das nicht möglich ist, dann sorgen Sie zumindest für eine

alkoholfreie Zone, in der Sie sich vorwiegend aufhalten können.

Machen Sie nicht den Fehler, dem fast jeder verfällt, der im Alleingang trocken zu werden versucht: Betrachten Sie es nicht als besonderes Können, Alkohol im Haus zu haben und nichts anzurühren. »Ich habe noch zwei Flaschen Weinbrand, und ich habe seit vierzehn Tagen nichts davon angerührt.« – »Der Keller ist noch voller Bierkästen – alles für die Gäste. Ich gehe jeden Tag runter und guck' mir an, wieviel ich früher getrunken habe.« Solche und ähnliche Scheingefechte mit der Flasche stärken Sie nicht etwa, sondern zehren an Ihrer seelischen Energie, zuerst unmerklich, dann deutlich. Sie können sich nicht sicher sein, was Sie tun werden, wenn Sie eines Tages, und das kommt todsicher, der plötzliche Suchtdruck überfällt. Der Griff zur Flasche ist leicht, wenn Alkohol im Haus ist. Sie haben sich selbst aber noch eine Sicherheitszone geschaffen, wenn nichts im Haus ist.

Schon mancher, der im Suchtdruck ohne Bedenken zur Flasche gegriffen hätte, die im Schrank steht, überlegt sich sein Verhalten noch einmal, wenn er erst zum Kiosk, in den Laden oder zur Wirtschaft muß, um sich den Alkohol zu besorgen.

● *Lassen Sie unter gar keinen Umständen Durst aufkommen!*

Vor allem Bier- und Weintrinker haben neben Mengen an Alkohol auch jede Menge Flüssigkeit zu sich genommen. Das Verlangen, viel zu trinken und Durst zu stillen, bleibt oft jahrelang. Wenn ich wissen will, was an meinem Trinkverhalten anormal ist, brauche ich nur bei großer Hitze nach etwas Anstrengung 1-2 Liter Saft zu trinken – und zu beobachten, wie andere Leute normal ihren Durst löschen können.

- *Solange Sie Ihren Durst stillen, ist es völlig egal, was Sie trinken – Hauptsache Flüssigkeit!*
  Sorgen Sie trotzdem dafür, daß Sie möglichst bald ein alkoholfreies Lieblingsgetränk finden. Was das ist, bleibt völlig Ihnen selbst überlassen: Viele Alkoholiker trinken Unmengen Kaffee, andere Saft, viele bleiben dauerhaft bei Mineralwasser. Wenn Sie während Ihres abhängigen Trinkens trotzdem im Wein- oder Likörgeschmack auch noch Genuß und Gaumenkitzel gesucht haben, dann könnten leckere, edle Obstsäfte das richtige für Sie sein.
  Malzbier hat sich als Alternative nicht bewährt! Es enthält geringe Mengen Alkohol. Wer mit dem anormalen Trinkverhalten, wie es eben beschrieben wurde, seinen Durst mit 6-8 Flaschen Malzbier löscht, der hat annähernd soviel Alkohol im Körper, als wenn er eine Flasche Bier getrunken hätte. Das reicht unter Umständen für einen Rückfall aus.

- *Vermeiden Sie alkoholisierte Speisen und Genußmittel!*
  Das gilt vor allem für Pralinen, Kuchensorten, viele Eisbecher im Café, Soßen, Weincremes.
  Der Umgang mit geringfügigen Mengen Alkohol in Speisen und Genußmitteln ist bei trockenen Alkoholikern umstritten. Ein großer Teil von ihnen vermeidet jahrelang und konsequent den Genuß von Eisbechern, Schwarzwälder Kirschtorte u.ä.
  Andere sind nicht so konsequent. Wenn ihnen zufällig ein alkoholisiertes Lebens- oder Genußmittel angeboten wird, lehnen sie es nicht ab.
  Wichtig ist die konsequente Haltung gegenüber allen alkoholisierten Genußmitteln vor allem als Einstellung. Wer als Alkoholiker mit seiner Haltung gegenüber der Droge nachlässig umgeht, der ist rückfallgefährdet. Die Erfahrung zeigt, daß eine einzelne

Weinbrandbohne, die man versehentlich zu sich nimmt, normalerweise keinen Rückfall auslösen kann. Gefährdet ist aber der, der in einer leicht-lockeren Haltung den Umgang mit solchen Dingen nicht ernst nimmt.

- *Vermeiden Sie eine Umgebung, in der Alkohol getrunken wird!*

Dieser Ratschlag stößt bei Leuten, die zu trinken aufhören wollen, meist auf entschiedenen Widerstand: »Heißt das, daß ich jetzt alle meine Freunde fallenlassen soll?« – »Also, meinen Kegelabend gebe ich aber jetzt nicht auf.« – »Das kann man einem jungen Menschen doch wohl nicht verbieten, am Wochenende in die Disco zu gehen.« – »Beim Skatturnier kann ich doch wohl auch Wässerchen trinken, wenn die anderen ihr Bierchen zischen, oder etwa nicht?« – »Darf ich jetzt keinen Geburtstag mehr feiern?«

Auch wenn es spontan schwer einzusehen ist: Hinter dem Rat, die ersten Monate des Trockenseins in so alkoholfreier Umgebung wie nur möglich zu verbringen, steckt vielfache, meistens schlechte Erfahrung.

Es scheint für den Alkoholiker praktisch unmöglich zu sein, dauerhaft oder regelmäßig in immer wiederkehrenden Abständen mit Alkohol und mit alkoholtrinkenden Menschen zusammenzusein, ohne daß sein Wille, nichts zu trinken, schwach wird und zusammenbricht. Besonders nach einigen Wochen Trockenheit scheint die Begegnung mit normal trinkenden Leuten die feste Überzeugung, Alkoholiker zu sein, wieder zusammenbrechen zu lassen – mit dem Effekt, daß man es danach sicherer und klarer weiß als vorher, aber auch mit dem Effekt, daß man einen zweiten Anlauf zum Trockenwerden eventuell nicht mehr schafft.

Zu Ihrer eigenen Sicherheit vor Ihrem Suchtdruck ist deshalb zu raten:

- auf den Besuch von Festen und Feiern, wenn irgend möglich in den ersten Monaten zu verzichten,
- zu Hause alkoholfrei zu feiern,
- Mitgliedschaften in Kegelvereinen, Schützenvereinen u.ä. einige Monate ruhen zu lassen,
- keine Kneipen und Wirtschaften zu besuchen,
- einige Zeit darauf zu verzichten, auswärts essen zu gehen,
- Freunde und Bekannte, bei denen regelmäßig getrunken wird, nicht zu besuchen, sondern sie einzuladen.

Aus allen bisherigen Ratschlägen sehen Sie, daß das Leben ohne Alkohol sich ändern wird. Vielleicht scheinen Ihnen diese Änderungen zur Zeit nur negativ zu sein. Außer dem Alkohol wird Ihnen noch einiges andere zwar nicht verboten, aber doch abgeraten.

Ihre Aufgabe besteht darin, die so entstehenden Lücken positiv zu füllen. Denken Sie einmal daran, wieviel Zeit Sie früher mit Trinken verbracht haben! Soviel Zeit sollten Sie mindestens jetzt für andere Aktivitäten aufwenden können.

Überhaupt werden Sie den Eindruck haben, sehr viel mehr Zeit als früher zur Verfügung zu haben. Damit daraus nicht gefährliche Langeweile wird, haben sich zum Beispiel folgende Verhaltensweisen bewährt:

- mehrere Gruppentreffen pro Woche besuchen;
- aufgeschobene Dinge erledigen (Reparaturen, Akten bearbeiten, Lohnsteuererklärung machen, Wäsche in Ordnung bringen);
- spazierengehen, radfahren, schwimmen ;

- einem Sportverein beitreten, bei dem nicht im Anschluß an die Sportstunden getrunken wird;
- Veranstaltungen besuchen und danach nach Hause gehen und darüber reden (Kino, Theater, Vorträge);
- Hobbys (wieder)entdecken: basteln, stricken, sammeln, kochen, mit den Kindern spielen, Gartenarbeit, Tiere usw.

Wenn Sie einer Selbsthilfegruppe angehören, dann gibt es ein ziemlich sicheres Mittel, plötzlich aufkommendem Suchtdruck zu widerstehen: Rufen Sie irgendein Gruppenmitglied an, *bevor* Sie wieder zur Flasche gegriffen haben! Teilen Sie ihm Ihren Trinkwunsch mit, oder erzählen Sie irgend etwas von Ihren Sorgen, Ihren Problemen, vom Wetter, von der Politik – und versuchen Sie, längere Zeit zu reden. Es ist am günstigsten, wenn Sie mehrere Ansprechpartner haben, falls einer einmal nicht zu erreichen ist.

Der Suchtdruck verschwindet in aller Regel nach etwa einer halben Stunde wieder. Wenn es Ihnen gelungen ist, diese Zeit zu überbrücken, dann sind Sie vorübergehend wieder aus dem Schneider. Wenn es Ihnen dabei gelungen ist, gleichzeitig etwas über Ihre Gefühle und Sorgen zu reden, dann haben Sie wahrscheinlich unmerklich ein Stückchen Therapie gemacht. Sie haben den meist unbewußten Anlaß für Suchtdruck etwas bewältigen können.

Der Umgang mit anderen Menschen in der ersten Zeit des Trockenwerdens

Fast für jeden Alkoholiker, der aufhört zu trinken, ist die Sorge kennzeichnend und typisch: »Was werden die anderen dazu sagen? Wie kann ich begründen, daß ich nichts mehr trinke?«

Es gibt die verschrobensten Lösungen. Eine ziemlich gängige Ausrede ist die: »Ich darf nichts mehr trinken, weil ich im Moment Tabletten nehme.« Andere sagen vielleicht: »Eine Magenverstimmung, tut mir leid.« Gefährlicher ist die Ausrede: »Das schmeckt mir heute nicht.« (Meist bekommt man dann nämlich eine Alternative angeboten, die ebenfalls alkoholhaltig ist und die man dann noch schlechter ablehnen kann.)

Die Sorge davor, durch Nichttrinken auffällig zu werden, spiegelt den Grad wider, in dem sich der Betroffene in seinem Trinken schon auffällig fühlt. Ich hatte auch den Eindruck, daß alle Leute in meiner Umgebung sicher wissen, daß ich viel und gerne Alkohol trinke. Um so erstaunlicher war die Beobachtung, daß es, wenn ich nicht von mir aus darauf hinwies, fast niemandem auffiel, daß ich keinen Alkohol mehr wollte! In Gruppengesprächen habe ich die Erfahrung gemacht, daß es vielen anderen Alkoholikern genauso geht. Die Umgebung nahm das Nichttrinken gar nicht wahr, oder sie nahm es als selbstverständlich hin.

Aus dieser Erfahrung ergibt sich der Ratschlag: Lassen Sie es einmal darauf ankommen zu sehen, was die anderen über Sie denken! Wenn Sie in einer Umgebung sind, wo Sie es nicht vermeiden können, Alkohol angeboten zu bekommen, lehnen Sie einfach dankend ab! Um zu vermeiden, daß Ihnen ein anderes alkoholisches Getränk angeboten wird, sollten Sie gleich anschließend um etwas Alkoholfreies bitten, möglichst konkret: »Nein, danke, ich trinke lieber eine Cola.« – »Nein, danke – haben Sie wohl Mineralwasser?« Oder, wenn Sie gleichzeitig den Anbietenden motivieren wollen, Ihnen auch demnächst Alkoholfreies anzubieten: »Nein, dan-

ke, Ihr hattet da letztens so einen leckeren Apfelsaft.« –
»Du machst den besten Kaffee weit und breit – brühst
du mir wohl eine Tasse extra auf?«

Natürlich kann es Ihnen trotzdem passieren, daß Sie
weiterhin animiert werden, etwas Alkoholisches zu sich
zu nehmen. »Na, du wirst doch wenigstens einmal zu-
prosten!« – »Komm, draußen ist es so kalt, ich hab' diesen Glühwein extra für dich gemacht, du hast doch
letztes Jahr fast den ganzen Topf ausgetrunken.«

Hier wird es kritisch. Sie müssen weiterhin bei Ihrer
Meinung bleiben. (»Das erste Glas stehenlassen.« –
»Jetzt trinke ich nicht!!!«) Bleiben Sie ehrlich, und weichen Sie nicht auf Ausreden aus. Nennen Sie wenigstens einen konkreten Grund. »Ich muß Auto fahren.
Da hab' ich schon viel zu viel Mist gebaut. Tut mir
leid, daß ich dir das nicht vorher gesagt habe, dann
hättest du dir nicht so eine Mühe gemacht.«

Falls sich, meist durch Ihre eigene Schuld, schon sehr
weit herumgesprochen haben sollte, daß Sie zur Zeit
(mal wieder?!?) mit Trinken aufgehört haben, dann
könnte es Ihnen passieren, daß Sie auch Spott und Un-
gläubigkeit über sich ergehen lassen müssen. »Na,
trinkste mal wieder vier Wochen nichts?« – »Das hältst
du doch nie aus.«

So schwierig das ist: Das müssen Sie ertragen, denn Sie
haben es sich durch Ihr früheres Verhalten selbst einge-
brockt. Erfahrungsgemäß beginnt die engere Umgebung an ein vollständiges Trockensein des früher Abhängigen erst nach länger als einem Jahr ernsthaft zu
glauben!

Es hat sich bewährt, auf Spott in ähnlichem Tonfall zu
antworten. »Weißt du, der liebe Gott hat jedem seine
Menge Alkohol zugeteilt. Ich hatte meine bereits.« –

»Vom Nachrausch der letzten Jahre kann ich noch ein Jahrzehnt zehren.«

Vielleicht schaffen Sie es aber auch schon, Drängeln, Animieren und Überreden mit positiven Gegenargumenten aus dem Feld zu schlagen: »Jetzt hör' auf, mich zu drängen. Mir geht's so gut, seit ich nichts trinke. Willst du, daß ich mir das verderbe?« – »Ich muß annehmen, daß Sie mir schaden wollen. Sie wissen doch selbst, wie schlecht es mir früher ging.« – »Ich und Alkohol trinken? Früher ja, aber heute bin ich heilfroh, daß ich das nicht mehr brauche.«

Es gibt Alkoholiker, die zu Anfang ihrer Trockenheit ziemlich jedem anderen, mit dem sie mehr als die Tageszeit wechseln, auf die Nase binden, daß sie zu trinken aufgehört haben.

Das andere Extrem kommt fast genausooft vor: Mit ängstlicher Bedachtsamkeit versucht man zu verbergen, daß man nicht mehr trinken will oder darf.

Das richtige Verhalten liegt wahrscheinlich genau in der Mitte. Es gibt einige Leute, die Sie über Ihre Absicht, dauerhaft nicht mehr zu trinken, informieren müssen. Sie müssen Ihnen sagen, daß Sie der festen Meinung sind, alkoholabhängig zu sein und nichts mehr trinken zu dürfen. Wer das bei Ihnen ist, müssen Sie selbst entscheiden. Wahrscheinlich wird es sich um die Leute im engsten Familienkreis handeln, eventuell darüber hinaus auch um den Chef oder ein, zwei Kollegen.

Im übrigen sollten Sie davon ausgehen, daß es keinen etwas angeht, warum Sie nicht mehr trinken. Es gibt unterschiedliche Gründe für so eine Entscheidung. Nach einiger Zeit wird Ihnen ohnehin auffallen, wie viele Leute in Ihrer Umgebung nie oder nur selten Alkohol trinken.

Bei Ihren Informationsgesprächen müssen Sie praktisch immer damit rechnen, daß man Ihnen Ihre Überzeugung, Alkoholiker zu sein, wieder ausreden will. Dieser Versuch, Ihr Trinkverhalten wieder als »normal« zu definieren (»jeder haut mal über die Stränge«), kommt erstaunlicherweise sehr oft von engsten Angehörigen und von Leuten, die Ihr anormales Trinken durchaus beobachtet haben.

Dahinter steckt vielleicht eine gutgemeinte Absicht. Da der andere selbst weiß, wie schwer es ist, nichts zu trinken, möchte er Ihnen einen Gefallen tun. In der Vorstellung nichtabhängiger Menschen scheint vor allem die Fähigkeit, längere Zeit nichts zu trinken, geradezu gegen Alkoholabhängigkeit zu sprechen.

Sie wissen, daß das nicht so ist. Lassen Sie sich Ihre Überzeugung durch niemanden ausreden. Lassen Sie sich vor allem zu Anfang auf keine Wortgefechte ein. Es wird Ihnen nicht gelingen, einem Nichtabhängigen die Ursachen und das Wesen des Alkoholismus zu erklären. Wahrscheinlich, wenn Sie ehrlich sind, verstehen Sie selbst nicht einmal, weshalb Sie nach dem Kontakt mit Alkohol Suchtdruck verspüren, weshalb Kontrollverlust eintritt, weshalb Ihr Wille im Umgang mit der Droge Alkohol entscheidend geschwächt ist.

Vermutlich wird es Ihnen nicht gelingen, Ihre Umgebung dauerhaft und ständig alkoholfrei zu halten. Meine persönliche Meinung ist die, daß ich jedem Nichtabhängigen ohne weiteres den Alkoholgenuß zugestehen sollte.

Deshalb werden Sie früher oder später in die Situation kommen, in der Sie sich fragen, ob Sie Gästen Alkohol anbieten sollen oder nicht.

Überlegen Sie sich gut, ob Sie durch das Anbieten von Alkohol Ihren Gästen wirklich eine besondere Freude machen, oder ob es alkoholfreie Getränke nicht genauso tun.

Falls Sie zu der Überzeugung kommen, daß Sie Alkohol anbieten sollten, dann behalten Sie bitte weiterhin Ihr eigenes Wohl im Auge. Wenn es Ihnen schwerfällt, Flaschen zu öffnen, einzuschenken und zum Trinken aufzufordern dann lassen Sie es sein! Vielleicht können Sie mit Ihrem Partner verabreden, daß er solche Aufgaben übernimmt, oder Sie bitten die Gäste, sich selbst zu bedienen.

Selbst eine Umgebung, die stark und dauerhaft zum Trinken animiert; selbst ein Arbeitsplatz, an dem ständig getrunken wird und den Sie nicht wechseln können; selbst Spott und Ärger – nichts darf Sie zum ersten Glas bringen. Sie haben es dann vielleicht schwerer. Aber weil andere es auch geschafft haben, ist auch Ihnen das alkoholfreie Leben möglich. An einem Rückfall tragen Sie selbst Schuld.

Die Phasen des Trockenwerdens

Ähnlich, wie es bestimmte Abläufe im körperlichen und seelischen Bereich gibt, wenn sich der Alkoholismus aus der Anfangsphase heraus immer weiter entwickelt, ähnlich gibt es auch Phasen beim Trockenwerden. Praktisch jeder, der abstinent lebt, nachdem er alkoholabhängig war, durchläuft bestimmte Empfindungen und Gefühle. Es wäre gefährlich, diese Gefühle nur als Ausfluß der eigenen Persönlichkeit zu interpretieren – genauso gefährlich, wie es war, die Symptome der Alkoholkrankheit als selbstverschuldet, als Neigung zu Depressionen, als Sensibilität und Labilität bei sich selbst zu deuten. Wenn Sie in etwa wissen, was während des Trockenwerdens auf Sie zukommt, dann sind

Sie vermutlich etwas besser gegen Rückfälle geschützt. Nachdem Sie den körperlichen Entzug geschafft haben und eine kurze Zeit trocken sind, werden Sie, wie intensiv Sie auch die »24-Stunden-Regel« befolgen, selbstverständlich die Tage zählen, die Sie nicht getrunken haben. Eine Woche keinen Alkohol – das erscheint vielen schon als eine große Leistung, und als solches ist es auch zu bewerten! Einen Monat – das ist eine Zeitspanne, die sich viele während der Trinkzeit gar nicht vorstellen können. Werden es noch mehr Monate, ist man riesig stolz auf sich selbst.

Lassen Sie sich diesen Stolz nicht zur Überheblichkeit ausarten. Beachten Sie weiterhin, daß Sie jeweils für 24 Stunden nichts trinken dürfen, denn sonst scheint die Ihnen verbleibende Restzeitspanne (bis zum Lebensende!) doch plötzlich wieder einmal so gewaltig, daß Sie mutlos werden.

Längere Zeit des Nichttrinkens bringt Sie in eine seelische Hochstimmung. Sie fühlen sich sehr oft ganz prima. Verstärkt wird dieses Gefühl dadurch, daß Sie plötzlich feststellen, wie Sie körperlich wieder aufbauen. Den meisten ist nach einiger Zeit der Abstinenz nicht mehr so oft schlecht, Kopfschmerzen, Müdigkeit und Abgeschlagenheit verschwinden, vor allem das lästige Fingerzittern, das viele von uns während des Trinkens haben, wird weniger und tritt nur noch bei starker Erregung auf.

Ein allgemeines Hochgefühl am Anfang birgt eine große Gefahr in sich: Ganz normale Rückschläge, Mißerfolge, Niederlagen, ganz normale körperliche Mißempfindungen werden Sie, wie praktisch alle nichttrinkenden Alkoholabhängigen, nach einiger Zeit besonders stark spüren. Viele Alkoholiker haben sich solche Mißempfindungen während der Trinkzeit einfach weggetrunken. Die Droge Alkohol hatte hier medizinische Wirkung.

Sie müssen unabänderlich mit folgenden Dingen rechnen:

- *Sie werden auf längere Zeit Schlafstörungen haben.* Das kann sich darin ausdrücken, daß Sie nicht einschlafen können. Es kann sich auch darin ausdrücken, daß Sie während der Nacht öfter wach werden. Sie haben dann Durchschlafschwierigkeiten. Diese Schlafstörungen werden oft als lästig empfunden. Verlassen Sie sich auf alle Fälle darauf, daß diese Beschwerden nach einiger Zeit wieder verschwinden! Hüten Sie sich davor, Ihre Schlafstörungen als Krankheit zu interpretieren und womöglich Tabletten zu nehmen. Die Gefahr der Suchtverschiebung hin zur Medikamentenabhängigkeit ist enorm groß.

  Sinnvoll und besser sind die alten Hausmittel: viel Bewegung tagsüber, Ruhe vorm Einschlafen, ein Entspannungsbad, eine Tasse warme Milch oder warmer Früchtetee. Falls Sie eine Entziehungskur machen, werden Sie Entspannungstechniken lernen, die das Einschlafen fördern, zum Beispiel das autogene Training.

- *Sie werden, neben den Schlafstörungen, wahrscheinlich für längere Zeit Schmerzen und Unwohlsein stärker als bisher empfinden.* Eine Erkältung, Zahnschmerz, eine Verletzung, eine Magenverstimmung, die Sie früher gar nicht richtig wahrgenommen haben, kann Sie jetzt umwerfen und ganz entschieden Ihr seelisches Wohlgefühl beeinträchtigen. Auch hier: Vorsicht vor Tabletten!

  Akzeptieren Sie einfach Ihre Empfindungen. Versuchen Sie, durch Ruhe, Entspannung, Ablenkung und Entlastung dem Schmerz und der Verstimmung auf natürliche Weise zu entgehen. Sie werden, ähnlich wie bei den Schlafstörungen, feststellen, daß Sie nach einiger Zeit sehr viel besser und sinnvoller mit Beschwerden umgehen können, und derartige Beschwerden treten bald auch nicht mehr so stark und so häufig auf.

(Eine handfeste Aussage aus Selbsthilfeerfahrung, die wissenschaftlich sicher nicht völlig abgesichert ist, sagt: »Der Körper schreit nach der Droge. Er will nicht schlafen und erzeugt Schmerzen, damit du wieder säufst.«)

Abgesehen von den körperlichen Mißempfindungen wird Ihre blendende Laune nach längerer Abstinenz früher oder später durch etwas anderes einmal empfindlich gestört:

Sie werden an sich enorme Gefühlsschwankungen beobachten können.

Zwischen Freude und Ärger, zwischen Glück und Wut, zwischen Heulen und Lachen, zwischen Ruhe und Nervosität und Erregtheit werden Sie hin und her pendeln, so daß Sie eventuell nicht mehr wissen, wo Ihnen der Kopf steht.

Auch hier ist festzustellen, daß der Körper des Alkoholikers während des Trockenwerdens all diese Stimmungszustände erzeugt, schnell und plötzlich hintereinander, die Grund und Anlaß für einen erneuten Rückfall geben könnten. Ihr Gefühlsleben widerspricht Ihrem erklärten Willen: »Du willst nicht saufen? Du hast es eingesehen, daß das besser für dich ist? – Das werden wir doch mal sehen!«

Wenn Sie wissen, daß Sie durch diese Mühle hindurch müssen, dann können Sie es etwas besser überstehen. Einfach ist es nicht, und Phasen enormer Gefühlsschwankungen kommen auch nach längerer Zeit, selbst nach einigen Jahren, oft immer wieder noch einmal vor.

Oft gibt es für dieses Hin- und Hergerissensein zwischen verschiedenen Empfindungen auch konkrete Anlässe.

Ihr eigenes Hochgefühl, weil Sie selbst wissen, welche Leistung Sie durch Ihr Nichttrinken vollbringen, wird in aller Regel von der Umgebung nicht annähernd anerkannt.

Aus der Erfahrung der Selbsthilfegruppe weiß ich, daß jeder geradezu nach Lob giert, nach Anerkennung für sein Nichttrinken. Was wir dann beobachten, empört uns. Für unsere Umgebung ist es ganz einfach normal, daß wir nicht mehr trinken.

Manchmal äußert jemand aus dem nächsten Familienkreis etwas Anerkennung, aber das ist meist vermischt mit Mißtrauen: »Klasse, wie du das durchhältst. Wenn das bloß gut geht.« – »Das wurde aber auch höchste Zeit, sonst hätte ich dir bald die Koffer vor die Tür gesetzt.« – »Na, wirste auf deine alten Tage noch mal vernünftig?«

Im übrigen mischen sich Lob und Anerkennung oft mit Vorhaltungen aus vergangener Zeit. Zumindest empfinden wir es so. Die Angehörigen vor allem wagen jemandem, der trocken ist, schon eher mal etwas zu sagen: »Du fühlst dich jetzt gut, was? Ich sage dir aber: Das wird noch lange dauern, bis du wieder der alte bist.« – »Ich könnte mich glatt wieder in dich verlieben. Aber jetzt kann ich es ja auch sagen: Ich fand dich widerlich.« – »Endlich kann man mit dir wieder ausgehen, ohne sich ständig über den Blödsinn zu schämen, den du laberst.« – »Wenn ich jetzt sehe, wieviel Geld wir immer übrig haben – ich darf gar nicht zusammenrechnen, was du wohl so versoffen hast.« – »Merkst du was? Die Kinder fangen jetzt an, dich zum ersten Mal zu akzeptieren.«

All das sind harte und bittere Wahrheiten. Mit ihnen muß man sich besonders am Anfang auseinandersetzen. Sie treffen uns tief. Sie kommen unvermutet, und sie kommen oft von Leuten, von denen man es nicht erwartet hätte.

Haben Sie bitte den Mut und die Geduld, Ihren Angehörigen auch Zeit und Entwicklung zuzugestehen. Richten Sie sich auf alle Fälle darauf ein, daß Sie nach einiger Zeit der Trockenheit Vorwürfe, Erinnerungen und Ermahnungen erhalten werden, mit denen Sie unter gar keinen Umständen gerechnet hätten. Trauen Sie sich zu, das durchzustehen, ohne ein Glas anzufassen!

Eine landläufige Vorstellung vom Rückfall in den Alkoholismus ist die, daß nach einiger Zeit der Abstinenz ein großes Problem, ein Ärger, eine Schwierigkeit auftaucht und der Alkoholiker wieder zur Flasche greift.

Erfahrungsgemäß sieht der Rückfall etwas anders aus. »Es sind die kleinen Dinge, die uns wieder zum Trinken bringen« – lautet die Selbsthilfe-Erfahrung. Bei großen Schwierigkeiten sind die trockenen Alkoholiker oft erstaunlich vorsichtig, bei kleinen passen sie nicht auf.

Nicht die Nachricht von der Scheidungsklage des Partners, nicht die Information, daß die Wohnung gekündigt ist – sondern eine verpfuschte Frisur nach dem Friseurbesuch hat eine trockene Alkoholikerin in den Rückfall getrieben. Jemand anderes wurde nach Monaten rückfällig, als sein Partner an einem Abend gegen seinen Willen allein ins Kino ging. Kündigung, Arbeitsplatzwechsel und größeren Einkommensverlust hatte er vorher trocken und aktiv überstanden.

Im übrigen sollten Sie sich klar sein, daß jedes extreme Gefühl die Gefahr des Rückfalls in sich birgt. Viele trockene Alkoholiker, die bei Ärger und Streß sich immer wieder das »jetzt trinke ich nicht« einhämmern, sind im nachhinein erstaunt, wenn sie in blendender Stimmung (bei einer Feier, einem Fest, an einem schönen Sommertag, im Urlaub) plötzlich wieder zum ersten Glas gegriffen haben.

Der plötzliche Griff, der unvermutete Suchtdruck, die vorübergehende Überzeugung, man könne ohne Schaden wieder ein Glas trinken – dies kommt unvermutet, plötzlich und blitzartig.

Beispielsweise gehen Sie in ein Restaurant. Schon seit langem haben Sie sich angewöhnt, Mineralwasser zum Essen zu trinken. Noch während Sie bei der Bestellung sind, kommt Ihnen der Gedanke: Jetzt bestelle ich mir einen Sherry.

Sie sind in der Stadt. Sie stellen fest, daß Sie keine Zigaretten mehr haben und gehen an einen Kiosk. Ihnen fällt die Packung mit Magenbitter ins Auge. Weshalb Sie eine Packung verlangen und austrinken, wissen Sie hinterher selbst nicht mehr.

Bei einer Feier, die Sie nicht umgehen können, obwohl Sie lange hin und her überlegt haben, sitzen Sie unter lauter fröhlichen, friedlichen Leuten, die ein oder zwei Glas Bier trinken. Schlagartig trifft Sie plötzlich die Erkenntnis, daß Sie das Glas Ihres Nachbarn zum Munde führen. Sie haben sich einfach vergriffen.

Richten Sie sich auf solche blitzartigen Ereignisse ein. Wenn Sie davon wissen, haben Sie auch dann noch eine Chance, sich zu kontrollieren – den Sherry zurückgehen zu lassen, den Magenbitter wegzuwerfen, das Bier wieder hinzustellen.

Das Hin- und Herschwanken zwischen sehr guten und sehr schlechten Empfindungen haben Sie nicht nur im körperlichen Bereich und nicht nur bei Ihren Gefühlen, sondern auch dort, wo es um scheinbar klare verstandesmäßige Entscheidungen geht. Der griffige Ausdruck »Trockenschleuder« besagt, daß Sie in den ersten Wochen und Monaten in einen Zustand kommen werden, in dem Sie zwischen verschiedenen Ansichten und Überzeugungen hin und her geschleudert werden, vor allem, was Ihre Lebensplanung angeht.

Nach einiger Zeit der Trockenheit hat nämlich fast jeder den Drang, etwas bei sich und an seinem Leben zu verändern, nur weiß man nicht, was. Bei mir sah das so aus: In den ersten Monaten wollte ich mein berufliches Engagement wieder ganz enorm erhöhen, ganz aussteigen, wieder ein neues Studium beginnen, Urlaub machen, keinen Urlaub machen, umziehen, viele Kinder bekommen und vieles andere mehr.

Die Erfahrung der Selbsthilfegruppe half mir, bei allen diesen Gedanken noch halbwegs Distanz zu mir selbst zu behalten.

Beachten auch Sie die Regel: Wenn es irgendwie möglich ist, sollten Sie in den ersten Monaten des Trockenseins keine weitreichenden Entscheidungen treffen, nicht in bezug auf Ihre Arbeit, nicht in bezug auf Ihre Familie, nicht in bezug auf Ihre Freizeit. Die Entscheidungen, zu denen Sie sowieso gezwungen sind – das Nichttrinken und das Einhalten einer weitgehend alkoholfreien Umgebung –, sind für Sie mehr als genug.

Nach einiger Zeit hört das Gefühl, alles neu planen zu müssen und dabei nichts sicher entscheiden zu können, von selbst auf. Meist reichen 4-5 Monate Trockenheit, um zu einigermaßen klaren, fundierten Entscheidungen zu kommen. Dieser Augenblick wird meist ganz deutlich erlebt: Sie sehen plötzlich »Licht im Tunnel«. Sie wissen, wo Ihr zukünftiger Weg gehen wird – und meist ist einer der Pläne, die Sie während der »Trockenschleuder« gewälzt haben, der richtige, den Sie dann mit Mut, Energie und Tatkraft angehen können.

In diesem Zustand – bei körperlicher Fitneß, bei einem einigermaßen angepaßten Gefühlsleben, bei einer klaren und deutlichen Lebensplanung – bekommen Sie das Gefühl, Bäume ausreißen zu können. Wenn Sie in dieser Phase einmal Ihren heimlichen Tagesplan betrachten, dann werden Sie zugeben müssen, daß Sie mit einem 36-Stunden-Tag noch nicht genug hätten. In Ihrem Wollen und Planen rutschen Sie fast zwangsläufig in einen alten Suchtfehler: Sie überlasten und überfordern sich maßlos. Damit sind Enttäuschung, Versagen, Streß und Mutlosigkeit wieder programmiert.

Vergessen Sie nicht, nachdem Sie Ihr »Licht im Tunnel« gesehen haben, daß die Regel »Nur heute ist wichtig« nicht nur für den Alkohol, sondern für Ihre gesamte Lebensführung anwendbar ist. Sorgen Sie konsequent für ein richtiges Verhältnis zwischen Arbeit und Freizeit, zwischen Muß und Wollen, zwischen Partnerschaft und Alleinsein, zwischen Ruhe und Aktivität. Werden Sie nicht nervös und ärgerlich, wenn Sie unvermeidliche Rückfälle in alte Gefühls- und Verhaltensweisen erleiden. Hören Sie dann besonders auf die Hinweise aus Ihrer Selbsthilfegruppe! Meist erkennen die anderen ungünstige Gefühlslagen bei Ihnen viel eher als Sie selbst.

Bei mir waren meine schlechten Erfahrungen während der Trinkzeit umfangreich genug, um keinen Rückfall zu wollen. Deshalb habe ich, im Vertrauen auf die vielfach schlechten Erfahrungen anderer Gruppenmitglieder, ohne Vorbehalte geglaubt, wenn man mich auf be-

sondere Erregung, auf Verärgerung, auf Hochstimmun-
gen mit der unverbindlichen Frage hinwies: »Könnte es
sein, daß du etwas mit dir herumschleppst, was dich
wieder ans Trinken bringen könnte?« Praktisch immer
hatten die anderen mit solchen Hinweisen recht.
Durch gründliches, ehrliches Überlegen kam ich auf
Punkte, die mir verborgen waren und deren Bearbei-
tung mir aus meiner gefährlichen Haltung wieder her-
aushalf.
Wenn Sie, ohne Rückfälle, einige Monate hinter sich
gebracht haben, dann werden Sie die Erfahrung machen, daß Sie in vielen Bereichen Ihres Lebens wieder
Ordnung schaffen können – auch in manchen Berei-
chen, die Sie bis zum Aufhören für durchaus ordentlich
gehalten haben.
In anderen Bereichen werden Sie beobachten, daß Sie
nicht weiterkommen, daß Ihnen unüberwindliche
Schwierigkeiten im Wege stehen, so daß Sie auch mit
Versagen und Mißerfolg fertig werden müssen. Es gibt
Ihnen aber ein befriedigendes Gefühl, daß Sie solche
Dinge mit Gelassenheit hinnehmen können.
Wenn Sie nicht gerade eine seelische Fehlhaltung haben, dann wird das Alkoholproblem aus dem täglichen
Ablauf immer mehr und mehr verschwinden. Sie werden nicht mehr wie am Anfang praktisch jede Stunde
daran denken, daß Sie nichts trinken dürfen. Es er-
scheint Ihnen selbstverständlich, daß Abend für Abend
vergeht, ohne daß Sie etwas trinken. Sie werden, wenn
Sie Glück haben, irgendwann einmal das Gefühl bekommen: »Alle sagen, ich muß nicht mehr trinken. Das
ist falsch. Ich brauche nicht mehr zu trinken, und ich
bin froh deswegen.«
Es könnte sein, daß Sie dann irgendwann einmal das
Gefühl bekommen: »Ja – war das alles?«

Überprüfen Sie dann genau, ob Sie sich vielleicht zu sehr darauf verlassen haben, daß sich durch das Nichttrinken Ihr Leben von selbst regelt. Haben Sie Ihre persönliche Entwicklung vernachlässigt? Haben Sie, auch nach längerer Zeit, bestimmte notwendige und unumgängliche Entscheidungen noch immer nicht getroffen?

Oder haben Sie vielleicht zuviel erwartet? Schildern Ihnen Broschüren, Bücher, aber auch die Mitglieder Ihrer Selbsthilfegruppe das trockene Leben ständig nur in rosigsten Farben, und können Sie das mit Ihrer Wirklichkeit nicht in Einklang bringen? Haben Sie dann noch immer nicht gelernt, mit dem schwierigsten Problem Suchtkranker fertig zu werden – mit dem Sich-Abfinden mit Dingen, die man nicht ändern kann?

Die resignierte, enttäuschte Haltung gegenüber dem Nichttrinken (»Ich weiß eigentlich gar nicht, wozu ich trocken bleibe«) ist gefährlich. Sie kündigt den Rückfall an. Besprechen Sie Ihre Gefühle sofort und offen in Ihrer Gruppe!

Nach längerer abstinenter Zeit könnte sich ein weiteres Problem stellen. Fast jeder, der durch die Mühen der ersten Tage, Wochen und Monate des Entzugs hindurch ist und jetzt mit seinem trockenen Leben gut klarkommt, stellt sich irgendwann einmal die Frage: »Also, ich hab's doch geschafft. Ich habe so viele Dinge in meinem Leben zu meinem Besten regeln können. Jetzt kann mir der Alkohol nicht mehr schaden. Ich spür' geradezu die Fähigkeit in mir, wieder kontrolliert trinken zu können. Der Mensch von früher – das bin ich nicht mehr. Mit meinen Problemen ist auch meine Sucht verschwunden.«

Tausendfache Erfahrung widerlegt, daß das geht. Sie haben verschiedene Möglichkeiten, wieder ins Alkoholtrinken einzusteigen. Es gibt Alkoholiker, die sofort nach dem ersten Glas wieder einen furchtbaren Kontrollverlust erleiden und dann bis zur Bewußtlosigkeit weitertrinken. Es gibt andere, die es nach längerer Zeit der Abstinenz für Wochen und Monate schaffen, halbwegs kontrolliert kleine Mengen zu trinken. Aber nach einer Weile ist jeder wieder dort, wo er aufgehört hat zu trinken. Das dauert selten länger als ein halbes Jahr. Ersparen Sie sich die Mühe. Der Weg aus dem Rückfall ist in aller Regel erheblich schwieriger, mühsamer und schmerzhafter als der Weg in die Abstinenz nach dem ersten, ehrlichen Entschluß, nichts mehr zu trinken.

Eine Frage, die Sie sich vielleicht jetzt, beim Anfang des Trockenwerdens, intensiv stellen, wird nach einiger Zeit wieder auftauchen – oder völlig bedeutungslos werden: Wie lange muß ich denn Gruppen besuchen, bis ich mit meinem Leben allein zurechtkomme?
Das sollten Sie sich jetzt nicht überlegen. Denken Sie an Ihr Heute. Sie wissen, daß Ihnen jetzt der Alleingang unmöglich ist.
Wie lange die Gruppen besucht werden, ist sehr unterschiedlich. Meist stellt sich nach einigen Monaten das intensive Gefühl ein, auf die regelmäßigen Gruppensitzungen nicht mehr verzichten zu können. Dieses Gefühl sollten Sie bejahen, denn besonders dann, wenn Sie einige Zeit keine Gruppe besuchen – zum Beispiel im Urlaub –, werden Sie recht deutlich merken, daß sich Ihr Befinden wieder deutlich verschlechtert.
Nach einer Zeit über einem Jahr stellt sich in den Gruppen ein gewisser Schwund ein. Leute, die so lange Zeit trocken blieben, besuchen die Gruppen nur noch unregelmäßig oder gar nicht mehr. Einerseits gibt es kaum Möglichkeiten nachzukontrollieren, wie viele ehemals

WEGE WEG VOM ALKOHOL

abhängige Trinker den weiteren Weg allein gehen können. Andererseits kann man denen, die dann nach einiger Zeit zurückkommen, ohne weiteres glauben, daß
ein nüchternes Leben ohne Gruppe zwar möglich, aber
schwieriger ist.

Deshalb ist wohl festzuhalten, daß es im Prinzip wohl
möglich scheint, nach etwa $1^1/_2$-2 Jahren auch ohne
Selbsthilfegruppe weiterhin alkoholfrei und sinnvoll leben zu können. Aber bei vielen, die lange regelmäßig
die wichtigen Erfahrungen der Selbsthilfegruppe für ihr
eigenes Leben angewendet haben, wird der Gruppenbesuch weiterhin zu einem wichtigen Bedürfnis.

Nüchtern leben ist nicht leicht!

Immer wieder einmal kommen Neue in unsere Selbsthilfegruppe, die ihren Wunsch etwa so beschreiben:
»Ich möchte aufhören zu trinken, denn ich trinke
nicht normal. Nichttrinken fällt mir aber furchtbar
schwer. Ich erwarte von euch Ratschläge, wie es leichter geht.« Dieser Wunsch kann nicht erfüllt werden.

Viele Leute sind ziemlich erstaunt, wenn sie hören, daß
niemand versprechen kann, daß das normale, nüchterne Leben leicht und einfach zu erreichen ist. Die Erfahrung der meisten trockenen Alkoholiker spricht nur dafür, daß der Weg schwer, aber befriedigend ist.

Genausowenig gibt es ein Versprechen, daß das trockene Leben ständig ohne Schwierigkeiten und Probleme
abläuft. Gerade die Tatsache, daß der trockene Alkoholiker diesen Schwierigkeiten und Problemen ins Auge
sieht, unterscheidet ihn vom Süchtigen, der vor allem
Unangenehmen am liebsten wegläuft.

Die erste, unmittelbare und elementarste Schwierigkeit
ist der Kampf gegen das erste Glas. Dieser Kampf hat

durchaus etwas mit persönlichem Willen zu tun. »Jeder Alkoholiker, der es fertigbringt, nur ein einziges Mal im Leben vierundzwanzig Stunden nacheinander das erste Glas stehenzulassen, kann für sein ganzes Leben frei werden« –, schreibt Herhaus.[*]

In allen Selbsthilfegruppen sind Menschen zu finden, die durch ihr persönliches Beispiel diese Aussage bestätigen: Menschen, die im wahrsten Sinne des Wortes als Alkoholiker in der Gosse landeten und trotzdem wieder hochkamen.

Die Willenskraft nicht zu verschleißen, indem man mit der Trinkmenge kämpft, die man sich erlaubt, sondern seinen Willen produktiv einzusetzen, indem man nicht mehr das erste Glas berührt – dies ist in den ersten Tagen sehr schwer und fällt mit der Zeit etwas leichter. Reste eines Verlangens bleiben immer. Auch Alkoholiker, die schon 10, 20 und 25 Jahre trocken sind, wissen, daß der Weg in den Rückfall für sie genausoweit ist wie für den, der erst 2 Tage nichts getrunken hat.

Der nichttrinkende Alkoholiker, besonders wenn er sein neues Verhalten nicht vor der Umgebung verstecken will, ist oft ein Vorwurf an seine noch trinkende Umgebung. Vielen fällt die Gedankenlosigkeit des Anbietens, des Aufforderns zum Umtrunk, die fatale ständige Präsenz von Alkohol in unserer gesellschaftlichen Wirklichkeit erst dann auf, wenn jemand konsequent »Nein« sagt. Dies Neinsagen kann betroffen machen. Je nachdem, welche Gefühle beim anderen ausgelöst werden, kann er in Zukunft den Kontakt zu Ihnen vermeiden wollen, wenn ihm Ihr Nichttrinken unangenehm ist und wenn er sich dadurch angegriffen und herausgefordert fühlt.

---

* Herhaus, a.a.0., S. 265.

Außerdem werden Sie auch weiterhin selbstverständlich ab und zu in Kontakt mit Personen sein, die selbst alkoholabhängig oder alkoholgefährdet sind und noch trinken. Diesen Personen sind Sie, bewußt oder unbewußt, ein Dorn im Auge.

Sie haben in der unvermeidlichen Auseinandersetzung übers Trinken eigentlich nur zwei Möglichkeiten. Entweder fühlen Sie sich stark genug, auch im Umfeld mit Alkoholtrinkenden und Alkoholabhängigen bei Ihrem »Nein« zu bleiben (hier haben sich viele schon überschätzt), oder Sie gehen, zumindest vorübergehend, solchen Kontakten aus dem Weg.

Das bedeutet eine weitere Schwierigkeit: Sie sind mit Sicherheit gezwungen, wenigstens einen Teil Ihres Freundes- und Bekanntenkreises neu zu ordnen. Das erledigt sich oft auch von selbst, aber es erfordert von Ihnen immer eine bewußte Auseinandersetzung mit Trennungen, mit dem Lösen von Kontakten, mit dem Anknüpfen von neuen Bekanntschaften und Freundschaften. Wenn Sie bisher einen Großteil Ihrer Hobbys und Interessen in einer Umgebung gepflegt haben, in der viel getrunken wurde, dann fahren Sie sicher am besten, wenn Sie diese Hobbys aufgeben und andere Interessen entwickeln. Ihnen geht es dabei nicht anders als vielen Leuten mit einer x-beliebigen chronischen Krankheit, denen bestimmte Hobbys aus gesundheitlichen Gründen untersagt bleiben müssen.

Insgesamt erfordert das Trocken- und Nüchternwerden von Ihnen ein Ausmaß an Umdenken und Umlernen, wie es für die meisten Erwachsenen nicht mehr gefordert wird.

Manche Alkoholiker vergleichen deshalb den Prozeß der gesamten Neuorientierung beim Trockenwerden mit ihrer Pubertät und der Ablösung von Schule, Elternhaus und bisherigem Freundeskreis. Ähnlich wie es in der Pubertät der Fall sein sollte, und über einen ähnlich langen Zeitraum lernt der trockenwerdende Alkoholiker

- einen neuen Umgang mit seinem Körper,
- neue Verhaltensweisen im Umgang mit sich und seiner Umwelt,
- neue Interessen zu entwickeln, auszubauen und aufrechtzuerhalten,
- mit seinen Gefühlen klarzukommen und sie wahrzunehmen, sie richtig zu steuern, ihnen freien Lauf zu lassen und sie nicht zu unterdrücken,
- die Ablösung von den Personen, von denen er bestimmt wird.

Falls Sie Ihre Pubertät als einen ähnlich anstrengenden, konfliktvollen, aber letztlich befriedigenden Prozeß erlebt haben, dann können Sie in etwa nachvollziehen, was Ihnen noch einmal bevorsteht. Falls Sie dagegen Ihre Pubertät als völlig ruhig, normal, konfliktfrei erlebt haben, dann stützen Sie wahrscheinlich die Theorie, daß viele Alkoholiker gewissermaßen im Körper- und Seelenleben in den Kinderschuhen steckengeblieben sind und während der seelischen Entwöhnung den normalen Ablösungsprozeß des Menschen und die Entwicklung zum selbständigen, selbstverantwortlichen, erwachsenen Menschen noch in vielen Bereichen nachholen müssen.

Als besonders schwer und anstrengend wird oft die Auseinandersetzung im familiären Rahmen erlebt.
Entgegen allen scheinbar logischen Erwartungen kommt nämlich mit dem Nichttrinken unter gar kei-

nen Umständen das Familienleben automatisch wieder ins Lot.

Vielmehr brechen oft Konflikte und Probleme, die jahrelang unter den Teppich gekehrt oder gar nicht wahrgenommen wurden, kurze Zeit nach dem Trockenwerden wieder vehement auf. Manche Ehe, die zum Erstaunen der Umwelt erhebliche Belastungen, Streitigkeiten und Krisen während der Zeit des abhängigen Trinkens überstanden hat, bricht in dem Moment auseinander, in dem der abhängige Partner aufhört, Alkohol zu trinken.

Bei einiger Überlegung scheint das einleuchtend. Selbst wenn Sie solche Prozesse für sich ausschließen, sollten Sie nicht allzu überrascht sein, wenn Sie nach einiger Zeit doch vor einer unerwarteten Partnerkrise stehen.

Der trinkende Alkoholiker verhält sich in seiner Familie meist in einer bestimmten Art und Weise: Zwar mag er als Betrunkener auftrumpfend, fordernd, überheblich, bestimmend und eventuell aggressiv wirken, im Grunde hat er – meist erhebliche – Schuldgefühle wegen seines Trinkens. Da sich sein Verhalten außerdem nicht so sehr an den Forderungen der Realität orientiert, sondern am Zwang zu trinken, ist der Alkoholiker, entgegen landläufiger Meinung, für seine nächste Umgebung ziemlich berechenbar. Wegen der Schuldgefühle lassen sich dem Alkoholiker deshalb oft eine Menge von Zugeständnissen abtrotzen. Noch jahrelang nach dem Trockenwerden brüsten sich viele damit, daß es aber »meinen Kindern immer gut ging, die haben von mir alles bekommen« – und erst dann fällt es dem Erzähler wie Schuppen von den Augen: Gerade dies war ein Verhalten, das Ausfluß des Betrunkenseins war.

In ähnlicher Weise findet der Umgang mit dem Partner statt. Das, was man ihm im betrunkenen Zustand angetan hat, versucht man durch Bitten, Betteln, Schenken, Zurücknehmen, Entgegenkommen im nüchternen Zustand wiedergutzumachen.

Der trockenwerdende, nicht betrunkene Alkoholiker verhält sich nun gegenüber seiner Familie auf neue, ungewohnte und nicht berechenbare Art: Er stellt Forderungen. Er will wieder in der Familie mitreden. Entscheidungen, die er einmal getroffen hat, können zum ersten Mal an der Realität orientiert sein und brauchen nicht spontan abgelehnt zu werden.

Zumindest hat er keine Schuldgefühle mehr und damit keinen Grund, einmal getroffene Entscheidungen und einmal geäußerte Meinungen wieder zurückzunehmen. Statt Zugeständnisse zu machen, stellt er Forderungen. Statt Schuldgefühlen zeigt er Ansprüche. Jemand, der schon lange in der Familie kaum noch anerkannt wurde (allenfalls als Schwätzer und als stiller Trinker), wird langsam, aber sicher wieder fähig, Aufgaben zu übernehmen und sie zunehmend richtiger und sicherer zu erfüllen. Falls er vorher nicht alles vernachlässigt hat, nehmen zumindest seine Energie, Tatkraft und Leistungsfähigkeit in einem die Umwelt oft erschreckenden Ausmaß zu: So hat man ihn gar nicht gekannt, oft jahrelang nicht, manchmal nie. Daraus ergeben sich neue Rollenverteilungen, neue Konflikte. Die Notwendigkeit, miteinander zu sprechen, miteinander Meinungen auszutauschen, Vorwürfe zu machen und wegzustecken, Ärger, Aggression und Angst sich von der Seele zu reden, ist da.

Tag für Tag den neuen, ungewohnten Realitätsbezug zu gewinnen, durchzuhalten und in der Wirklichkeit zu leben, nicht in einer Traumwelt, nicht in völliger

Ablehnung, nicht im alles überschätzenden Rausch – das ist wohl am schwersten.

»Ich habe dir nie einen Rosengarten versprochen« heißt der Titel eines Buchs, das den Weg eines geisteskranken jungen Mädchens zurück in die gesunde, normale Erlebnisweise beschreibt. Auch Ihnen, wie tief Sie mit dem Trinken auch immer waren, bietet das Angebot, aus der Abhängigkeit durch Nichttrinken auszusteigen, nicht das Versprechen eines »Rosengartens«.

Sie wissen jetzt vielmehr, daß niemand auf dem Weg zum Nüchternwerden etwas für Sie tun kann, wenn Sie es nicht selbst wollen.

Die wichtigsten Schritte müssen Sie allein gehen, und Sie müssen das für sich selbst tun.

Wesentliche Schritte bestehen gerade darin, Schwierigkeiten angemessen bewältigen zu müssen und Bedingungen, an denen Sie nichts ändern können, nüchtern auszuhalten.

Auf all dies müssen Sie sich einlassen, weil Sie eigentlich kaum Alternativen haben. Wenn Sie ehrlich zu sich selbst sind, dann wissen Sie, daß abhängiges Trinkverhalten nicht umkehrbar ist. Alkoholismus kann man nicht anhalten. Es ist eine unaufhaltsame, zum Tode führende Krankheit, die grundsätzlich schwere seelische Schäden anrichtet – je länger sie besteht, desto mehr.

Wenn Sie sich einmal zugestanden haben, Alkoholiker zu sein, dann können Sie diesen Weg in den Tod gehen (auch wenn auf dem Totenschein Herzversagen, Kreislaufkollaps, Gehirnschlag, Unfalltod u.ä. stehen wird, wäre dieser Tod nicht nötig, wenn Sie vorher aufhörten zu trinken); Sie können, wenn Sie besonderes Pech haben, in der Psychiatrie verdämmern (das gleiche ist auch Ihr Schicksal, wenn Sie so viel Geld haben, daß Ihre Angehörigen Sie in ein exklusives Pflegeheim stecken), oder aber:

Sie lassen sich auf das Nichttrinken mit all seinen Schwierigkeiten ein.

Pathetisch gesprochen: Wenn Sie weitertrinken, entscheiden Sie sich für den Tod. Wenn Sie aufhören, entscheiden Sie sich für das Leben – mit allen seinen Risiken, mit allen seinen Bedrohungen, mit allen seinen oft unerträglich erscheinenden Bedingungen.

Sie können nichts daran ändern, daß Sie gerade in dieser Zeit, an diesem Ort, mit Ihrem Geschlecht und Ihrem Alter, mit Ihren Neigungen und Vorlieben, mit Ihren Abneigungen und Ängsten und mit Ihrem Körper, so wie er nun einmal ist, leben müssen. Nicht trinken heißt für Sie: das zu akzeptieren.

Dies kann befriedigend und teilweise auch glücklich sein. Beobachten Sie hierzu einmal in irgendeiner beliebigen Selbsthilfegruppe die Leute, die nach jahrelanger Trinkerkarriere Schluß gemacht und dann einen Neuanfang gewagt haben.

Aus dieser Beobachtung, die Sie für Ihr eigenes Leben ganz persönlich umsetzen müssen, erwächst das, was im nächsten Kapitel beschrieben wird: das Versprechen der Nüchternheit.

Das Versprechen der Nüchternheit

Wenn Sie sich als Alkoholabhängiger für ein Leben ohne Alkohol entscheiden, dann können Sie zunächst einmal vollkommen sicher sein, daß Sie damit körperlich gesünder leben werden, jetzt und in Zukunft. Sie vermeiden die Gefahren der Dauerschädigung der Leber. Sie werden sich nicht mehr um Ihren Magen sorgen müssen. Ihr Herz-Kreislauf-System wird nicht eines

Tages zusammenbrechen, weil Sie zu viel getrunken haben. Vor allem, Sie verhindern alkoholbedingte Dauerschädigungen Ihres Gehirns. Gesünder leben Sie auch, weil Sie als Verkehrsteilnehmer ohne Alkohol ganz wesentlich die Gefahr von Unfällen und damit von schwerwiegenden und dauerhaften Verletzungen für sich einschränken. Es gibt einzelne Versicherungen, die deshalb jeden Autofahrer, der alkoholfrei lebt, deutlich billiger versichern.

Sie werden vielleicht auch wie viele vor Ihnen nach einiger Zeit des Trockenseins spüren, wie sich körperliche Fähigkeiten, die Sie längst für immer verschüttet glaubten, wieder einstellen. Leistungen, die Sie gar nicht mehr für möglich halten, fallen Ihnen wieder leicht. Verblüffend ist vor allem nach einiger Zeit, wie sich Symptome wie »Nervosität«, »Vergeßlichkeit«, »Gereiztheit« abbauen. Bei vielen trockenen Alkoholikern nimmt nach einiger Zeit die sexuelle Aktivität wieder erheblich zu. Im Sport, bei der Freizeit und in der Arbeit schaffen Sie schon rein körperlich mehr und in kürzerer Zeit als bisher.

Darüber hinaus können die meisten abstinent lebenden Alkoholabhängigen beobachten, wie eine Menge Alltagsleiden, Krankheiten und Beschwerden verschwinden, die man vorher überhaupt nicht mit dem Alkoholismus in Verbindung gebracht hatte. Dazu gehören Magenbeschwerden, Übelkeit, Erbrechen, Kopfschmerzen, ständige Müdigkeit, nervöse Ticks, aber auch Infekte (Erkältung, Grippe, Durchfall) und banale Verletzungen. Manchmal verschwinden nicht nur Alltagsbeschwerden, sondern es kommt auch zu einer deutlichen Besserung schwerer chronischer Leiden.

Die langsame körperliche Wiederherstellung erleben fast alle trockenen Alkoholiker sehr deutlich und bewußt. Am verblüffendsten sind diese Beobachtungen für die, die vorher alle Beschwerden auf das Alter, auf den Beruf und auf den Streß abgeschoben hatten.

Nicht ganz so deutlich, aber wohl noch wichtiger als die Wiederherstellung im körperlichen Bereich, sind die Erfolge im seelischen Bereich. Wer sich ernsthaft darum bemüht, nicht nur das erste Glas stehen zu lassen, sondern auch an sich selbst etwas zu ändern, der wird feststellen, daß er nach einiger Zeit in allen Bereichen seines Lebens erfolgreicher ist.

Er wird auf der einen Seite leistungsfähiger, weil er fortschreitend lernt, alles, was er tut, realitätsbezogen zu machen – keine Traumschlösser zu bauen, aber auch nicht zu resignieren.

Bemühungen und Anstrengungen in Bereichen, die absolut nicht erfolgversprechend sind, werden unterlassen. Die produktiven Energien werden besser dort eingesetzt, wo etwas »zu ändern ist, was man ändern kann.« Leistungsfähiger werden Sie auch, weil Sie ohne Alkohol einfach kontinuierlicher arbeiten können. Streß und Ärger können Ihnen weniger anhaben als bisher. Müdigkeit, Nervosität und Anspannung wirken erheblich weniger als bisher auf Ihr Arbeitsergebnis ein. Das, was hier gesagt ist, gilt für die allermeisten Alkoholabhängigen. Einige wenige gibt es, die sich auch noch während der Trinkzeit mit aller Anstrengung um gute berufliche Ergebnisse, um ein befriedigendes Privatleben und um Engagement in der Freizeit bemüht haben. Sie werden es im trockenen Zustand nicht mehr nötig haben, an alle Dinge mit 150%igem Einsatz heranzugehen. Sie werden es im Laufe der Zeit lernen, mit weniger Mühen den gleichen Erfolg zu haben. In der übrigen »ersparten« Zeit können sie auch endlich einmal etwas für sich selbst tun und lernen, auch ohne Alkohol ganz einfach Mensch zu sein.

Kennzeichnend für das Gefühl fast aller Alkoholiker während der Trinkzeit ist der Eindruck, allein und einsam zu sein. Das muß nicht heißen, daß man keine Freunde, Bekannten und Kumpane hat oder daß niemand mit einem spricht. Aber auch in bester, anregendster Gesellschaft überkommt den Alkoholiker oft das Gefühl: »Ich bin allein – keiner versteht mich – alle reden Unsinn – ich bin anders als die anderen – ich nehme alles viel schwerer (oder leichter).«
Dieses schlimme, belastende Gefühl, das manche ständig, andere wiederum nur ab und zu haben, schwindet nach einiger Zeit des Trockenseins. Zuerst in der Gemeinschaft der Selbsthilfegruppe, später auch in der gesamten anderen Zeit (in der Familie, am Arbeitsplatz und in der Freizeit) werden Sie sich wieder mehr als bisher zugehörig fühlen. Einsamkeitsgefühle und Depressionen werden Sie nicht mehr so schlagartig und umfassend überfallen und erschüttern können. Sie werden mehr und mehr spüren, daß Sie andere Leute wieder gern haben können und daß andere Menschen Sie ebenfalls mögen.
Sie werden lernen und für sich akzeptieren können, daß niemand jemand anders seine Lebensweise aufzwingen kann. Andere Meinungen und Standpunkte werden Sie deshalb nicht mehr irritieren und erschüttern. Verhaltensweisen anderer, die Ihnen fremd sind, bringen Sie nicht mehr zur Verzweiflung.
Auch Ihre ganz persönlichen Erlebnisweisen wandeln sich. Sie lernen es zunehmend, sich Ihre Höhen und Tiefen nicht nur zuzugestehen, sondern sie auch auszuleben, und zwar ohne Alkohol!

Dies ist ein ganz entscheidender Punkt. Während es nämlich im Verlauf des normalen Alltagslebens schon nach kurzer Zeit wenig Schwierigkeiten macht, auf Alkohol zu verzichten und nicht einmal ans Trinken zu denken, bringen auch noch nach längerer Zeit freudige oder traurige, beängstigende oder erfreuliche Ereignisse den trockenen Alkoholiker ziemlich durcheinander. Wer ehrlich zu sich selbst ist, erlebt in diesem Bereich besonders deutlich, wie sehr er in seiner seelischen Verarbeitungsfähigkeit in den Kinderschuhen steckengeblieben ist.

Vor allem in Selbsthilfegruppen, in denen langjährig trockene Alkoholiker sind, läßt sich durch Beobachtung erfahren: Wer lange trocken ist, ärgert sich zwar genauso wie vorher über Ereignisse, die seine Pläne durcheinanderbringen. Aber er nimmt den Ärger rechtzeitig wahr und versucht, ihn zum Anlaß für produktive Änderungen zu nehmen. Unvermeidliche Dinge bringen keinen längere Zeit trockenen Alkoholiker zu Kummer und Weltschmerz. Er kann all das, was er nicht ändern kann, relativ gut verarbeiten.

Auf alle Fälle werfen ihn einzelne Dinge nicht so sehr aus der Bahn, daß er dadurch in allen anderen Bereichen seines Lebens handlungsunfähig wird.

Länger trockene Alkoholiker zeigen eine unglaubliche Fähigkeit, sich über jede Kleinigkeit freuen zu können. Sie nehmen positive Dinge in einem Ausmaß und in einer Intensität wahr, die beneidenswert ist. Daraus schöpfen sie Energie und Kraft für alles andere – für den Alltag.

Irgendwann, wenn Sie sich in Ihrem neuen, alkoholfreien Leben einigermaßen wohl und glücklich fühlen, stellen Sie sich mit ziemlicher Sicherheit Fragen wie diese: »Hätte ich nicht schon früher so leben können?« –

»Was bin ich doch bloß für ein Blödmann – weshalb habe ich nie auf die anderen gehört?« – »Jetzt habe ich eine Menge Jahre verschenkt, und erst heute weiß ich, wie schön das Leben sein kann. Mußte das wirklich sein?«

Diese Fragestellungen sind müßig. Sie können Vergangenes nicht zurückholen und verändern. Im übrigen: Da Sie nicht früher aufgehört haben zu trinken, waren Sie eben noch nicht so weit – Sie hatten Ihren Tiefpunkt nicht erreicht. Ihr Leben mit Alkohol lief noch einigermaßen – zwar schon süchtig, aber eben für Sie nicht so schlimm und unerträglich, daß Sie es als Anlaß zum Aufhören genommen hätten.

Wie Sie sich mit Ihrer Trinkvergangenheit auseinandersetzen, wenn Sie trocken und nüchtern leben, ist ganz Ihre Sache. Wenn trockene Alkoholiker miteinander reden, kann man im großen und ganzen 4 Haltungen gegenüber der Trinkzeit und der Nüchternheit unterscheiden. Eine davon werden Sie sich auch irgendwann einmal zu eigen machen.

1. Eine große Anzahl von trockenen Alkoholikern betrachtet die Trinkzeit zusammen mit der gesamten Vergangenheit als schlimme, vertane, unnütze Zeit. »Ich hab mit 40 Jahren erst zu leben begonnen.« – »Als ich aufhörte zu trinken, da lag nichts als ein großer Misthaufen hinter mir – ich habe völlig neu anfangen müssen.« Solche und ähnliche Sprüche hört man vor allem von denen, die sich körperlich und seelisch völlig zu Boden getrunken hatten, also von Leuten, deren seelischer Tiefpunkt erst nach Scheidung, Arbeitslosigkeit, Krankheit, Straffälligkeit u.ä. eintrat.

2. Andere trockene Alkoholiker betrachten die Trinkzeit in gewisser Hinsicht als Ausrutscher. »45 Jahre

habe ich prima gelebt. Dann starb meine Frau, und es ging bergab mit mir. Ich fing an zu saufen, 8 Jahre lang. Jetzt weiß ich wieder, wie es weitergehen kann.« – »Alles war in Ordnung, bis ich auf die unselige Idee kam, mich selbständig zu machen. Ich mußte Tag und Nacht arbeiten, und das Saufen war die einzige Abwechslung. Heute bin ich klüger. Ich habe meinen Laden dichtgemacht und wieder eine sichere, regelmäßige Arbeitsstelle gefunden. Daß ich nun nie mehr trinken darf, finde ich nicht schlimm. Mir geht es richtig gut.«

Wer seine Vergangenheit als Trinker so sehen kann, der hat es relativ gut. Mit seinen Zielen und Wunschvorstellungen knüpft er an ein konkretes Bild an, das er von sich aus der Zeit hat, als er nicht trank. Er hat das Ziel, »wieder der alte zu werden«.

3. Andere trockene Alkoholiker wiederum betrachten für sich das Nüchternwerden wie eine verspätete Pubertät.

»Mir hat immer jemand gesagt, was ich tun sollte – erst meine Eltern, dann meine Frau, dann meine Kinder, und ich habe mich bemüht, den Ansprüchen gerecht zu werden, die man an mich stellte. Ich war ein guter Untergebener, ein prima Kumpel, und solange ich nicht aufmuckte, hatte ich ein gutes Leben. – Nur, irgendwann muß man ja mal erwachsen werden. Wenn einer wie ich das mit 50 noch tut, dann wundern sich zwar manche Leute, aber für mich ist es noch nicht zu spät.« – »Es waren doch auch schöne Zeiten. Viel Spaß hatte ich, viele Freunde, und um alles andere kümmerte sich meine Frau. 10 Jahre nichts als Jux und Dollerei – dann kam allerdings das böse Erwachen.«

Weil viele Alkoholabhängige wichtige Ablösungs-

und Reifungsschritte nicht richtig vollzogen haben, kann man das Trockenwerden tatsächlich als ein spätes Erwachsenwerden betrachten.

4. Schließlich gibt es auch trockene Alkoholiker, die ihr bisheriges Leben in großen Zügen weiterhin bejahen, die aber den Alkoholmißbrauch als Folge einer langdauernden Fehleinstellung zum Leben sehen – als falsche Hilfe zum richtigen Ziel.

»Ich bin mit meinem Leben immer umgegangen, als hätte ich ein Auto geschenkt bekommen, von dem ich denke, daß ich es nur mit 180 km/h fahren darf. Durchstarten zum Ziel – wegrasen – links und rechts nichts wahrnehmen – und früher oder später war immer irgend etwas kaputt. Die Reparatur und das Überbrücken der Wartezeit – das war für mich der Alkohol. Jetzt muß ich lernen, angepaßt und angemessen zu fahren und jedes Tempo genießen zu können.« – »Ich hatte Ängste, ich hatte Hemmungen, ich hatte Kontaktstörungen – und die waren immer weg, wenn ich etwas getrunken hatte. Ich hätte nie eine Frau gefunden, ich hätte mich an keine einzige Prüfung getraut, wenn ich nicht getrunken hätte. Aber jetzt ist Schluß, denn der Alkohol zerstört mich, und ich weiß jetzt, daß es auch ohne geht. Ich muß nur sehr viel an mir arbeiten, und das geht nicht so einfach wie Einschenken und Trinken.«

Wie immer Sie Ihre Vergangenheit sehen – für Sie als Alkoholabhängigen ist realisierbar, was Tausende andere vor Ihnen mit den entsprechenden Hilfen geschafft haben.

Die positiven Seiten des Nichttrinkens – das gesündere Leben, die gesteigerte Leistungsfähigkeit, die neugewon-

nenen Beziehungen zu den Mitmenschen und die er-
höhte Erlebnisfähigkeit – können Sie als ehemals Abhängiger vor allem deshalb so sehr genießen, weil Sie
aus der Trinkzeit ja das Gegenteil kennen und Sie die
Entwicklung dieser positiven Seiten bewußt mitgemacht und durchlebt haben.

Wer auf diese Weise einmal erlebt hat, daß es aus dem
Zustand des persönlichen Tiefpunkts wieder den Weg
aufwärts gibt, der ist im Regelfall angst- und furchtfrei-
er als die meisten seiner Mitmenschen. Er ist lebensbe-
jahender, er hat im großen und ganzen positivere Gefühle, er lebt glücklicher.
In dramatischer Weise ist das immer wieder dann zu
beobachten, wenn ehemals Suchtkranke und ihre Angehörigen in Gruppen zusammenkommen und miteinander reden. Der trockene Alkoholiker kehrt dann in
deutlicher Weise sein neues, positives, glückliches Leben heraus. Dagegen zeigen sich die Angehörigen als
diejenigen, die durch das Trinken mitgeschädigt und
mitbetroffen wurden, oft noch lange Zeit hilflos, verstört, ängstlich, ja teilweise wütend und neidisch über
die Entwicklung ihres ehemals suchtkranken Partners.

Zusammenfassung

Dauerhaft trocken zu bleiben, ist für niemanden leicht. Immer wieder, oft aus heiterem Himmel, tritt Suchtdruck auf – ein enormes Verlangen nach Alkohol. Wer in Selbsthilfegruppen mögliche Verhaltensweisen im Umgang mit Durst, mit Suchtdruck, mit dem Verhalten anderer Menschen und mit seinen eigenen Gefühlen gelernt hat, der schafft es besser, mit den vielen möglichen Gefährdungen umzugehen.

Vor allem aus den Erfahrungen langjährig trockener Alkoholiker können Menschen, die erst am Anfang stehen, Kraft, Mut und Hoffnung schöpfen: Trocken und nüchtern zu leben lohnt sich. Wer es schafft, als Alkoholiker jeden Tag aufs neue das erste Glas stehen zu lassen, wird belohnt mit einem realitätsbezogenen und sinnerfüllten Leben, wie er es sich während seiner Trinkzeit nicht im Traum hat vorstellen können.

Was kann man als Angehöriger tun?

Weil sich aus den Wegen, die dem abhängigen Alkoholiker zur Verfügung stehen, um weg von seiner Sucht zu kommen, nicht automatisch die richtigen Folgerungen für seine Angehörigen ergeben, richtet sich dieses Kapitel ausschließlich an die, die vom Trinken eines anderen mitbetroffen sind, ohne selbst abhängig zu sein.

Sie werden lesen, wie Sie Ihrem noch trinkenden Partner behilflich sein können, seinen eigenen Tiefpunkt so früh wie möglich zu erkennen. Außerdem erhalten Sie Hinweise, wie Sie durch ein angemessenes Verhalten den trockenwerdenden Alkoholiker auf seinem Weg in die Nüchternheit unterstützen können. Natürlich erfahren Sie dabei auch etwas über die wichtigsten Fehler, die in diesem Bereich spontan begangen werden. Vor allem sollen Sie aber angeregt werden, mehr als bisher für Ihre eigene, persönliche seelische und körperliche Gesundheit zu sorgen, die im Zusammenleben mit einem Alkoholabhängigen enorm gefährdet ist. Wenn Sie zu diesem Buch gegriffen haben, um als Angehöriger (oder Freund) jemandem zu helfen, der Probleme mit dem Trinken hat, dann haben Sie sicher den Wunsch, den Abhängigen irgendwann einmal wieder glücklich und befreit zu sehen – und nicht so belastet, eingeengt, verstört und unglücklich, wie er Ihnen im Moment scheint.

Weil Sie als Nichtabhängiger nur schwer begreifen, welche positiven Aspekte der Trinker im Alkoholkonsum entdeckt, haben Sie wahrscheinlich bisher vor allem durch Argumente versucht, Ihren Angehörigen zu überzeugen. Vielleicht ist er sogar auf Ihr Bemühen eingegangen und hat versucht, sein Trinkverhalten zu ändern.

Genau wie Sie, dachte auch er, daß er von selbst in der Lage sei, etwas gegen sein Trinkverhalten zu tun.

Beide haben Sie sich geirrt – wahrscheinlich vor allem deshalb, weil Sie sich nicht klargemacht haben, daß Alkoholismus eine Krankheit ist.

Spätestens das mehrfache Scheitern von Bemühungen, kontrolliert zu trinken, kann für Angehörige ein deutlicher Hinweis auf die Alkoholabhängigkeit eines anderen sein. Wenn Sie aus der Fülle von beobachtbaren Symptomen, die Ihnen zur Verfügung stehen, klar erkennen, daß Ihr Angehöriger alkoholkrank sein könnte, dann sollten Sie sich als Angehöriger das auch zugeben!!

Tatsache ist, daß sich die Angehörigen – genau wie der Alkoholiker selbst – lange Zeit um diese Erkenntnis betrügen: Mögen andere alkoholkrank sein – der Partner, die Freundin, der Vater, die Mutter oder das eigene Kind werden wie selbstverständlich als die große Ausnahme gesehen, als jemand, der Trinkprobleme hat, die er doch wohl wieder mit etwas gutem Willen in den Griff bekommen kann.

Genau wie der Alkoholiker selbst, werden Sie Mühe haben, mit dem falschen Bild im Kopf (»asozialer Penner«) klarzukommen. Wer zugibt, daß sein Angehöriger alkoholkrank ist, braucht ihn aber keinesfalls damit in

Grund und Boden zu verdammen. Da sich der Abhängige seine Krankheit weder gewünscht noch ausgesucht hat, sollten Sie ihm weiterhin ruhig das Verständnis gönnen, das Sie anderen Krankheiten entgegenbringen würden.

Ich finde es nur schwer einsehbar, wenn ich beobachten muß, daß dem herzkranken Onkel oder dem krebskranken Nachbarn oft mehr Mitgefühl und Verständnis zukommt als dem alkoholkranken Partner. (Wollen wir von Mitverschulden sprechen, dann ist im einen Fall lebenslange Fehlernährung am Herzschaden, im anderen Fall Rauchen an der Krebserkrankung ebenso »schuldhaft« beteiligt wie übermäßiges Trinken beim Alkoholiker.)

Verschwenden Sie im übrigen Ihre produktiven Energien nicht damit, nach der Ursache zu suchen, weshalb Alkoholismus nun gerade beim geliebten Partner oder Freund aufgetreten ist. Sie werden, genausowenig wie Mediziner und Psychologen, keine endgültige Antwort finden können, und wenn Sie eine vorläufige finden, dann nützt Sie Ihnen nichts bei der Klärung der Fragen, die Sie haben.

Hüten Sie sich vor allem davor, die Schuld bei sich selbst zu suchen – auch wenn Ihr Partner Ihnen dies immer wieder, offen oder versteckt, vorschlägt. Niemand verursacht den Alkoholismus eines anderen.

Wenn Sie sich gründlich über die Krankheit informiert haben, dann könnten Sie allerdings einen entscheidenden Anteil daran haben, ob Ihr Angehöriger, wenn er es will, den Schritt vom Alkohol weg dauerhaft schafft oder nicht.

Solange er weitertrinkt, sollten Sie erst einmal versuchen, das Trinken als ein Symptom der Krankheit Ihres Angehörigen zu sehen. (Sie wissen, daß die Krankheit an sich durch falsche Verarbeitungsweisen im Gefühls- und Erlebnisbereich wesentlich geprägt ist.) An diesem Symptom können Sie nichts ändern – denn Sie können den Abhängigen nicht zwingen, nichts zu trinken, und solange er trinkt, ist eine positive Änderung seiner Erlebnisstrukturen nicht möglich.

Zwei Richtlinien sollten Sie beim Umgang mit dem Trinkenden immer im Kopf behalten:

- *Tun Sie nichts, was es dem Abhängigen noch leichter als bisher macht, mit dem Trinken fortzufahren.*
- *Unterlassen Sie alles, was es für ihn noch notwendiger macht, weiterzutrinken.*

Leichter machen Sie es dem Abhängigen, weiterzutrinken, wenn Sie es selbst sind, durch den er Entschuldigungen und Vorwände fürs Weitertrinken erhält: Sie trinken zum Beispiel mit – nicht, weil Sie selbst Appetit auf ein Glas Bier haben (das ist Ihr gutes Recht), sondern weil Sie damit meinen, sein Trinkverhalten unter Kontrolle zu bekommen. Sie machen immer wieder Vorschläge, wie er seine Probleme lösen könnte – und verschweigen, daß Sie ihn für alkoholkrank halten, in der geheimen Hoffnung, mit den Problemen löse sich auch die Abhängigkeit in Nichts auf. Leichter machen Sie es dem Trinkenden auch, wenn Sie es immer wieder sind, durch den er vor den Folgen seines Trinkens beschützt wird. Sie fahren ihn nach Hause. Sie sorgen dafür, daß er ordentlich gekleidet herumläuft und nicht auffällt. Sie rufen bei der Arbeitsstelle an, wenn er »krankfeiert«, und benutzen eine Ausrede. Sie zahlen seine Rechnungen und übernehmen seine Schulden (in der immer wieder vergeblichen Hoffnung, daß er durch diesen ›edlen‹ Akt ein für allemal zur Besinnung komme).

Notwendiger als bisher machen Sie das Trinken für den Abhängigen, wenn Sie ganz aktiv und wider besseres Wissen dazu beitragen, die Atmosphäre in der Umgebung des Alkoholkranken noch mehr zu vergiften, als sie sowieso schon ist: Wenn Sie ständig drohen – und diese Drohungen nicht einhalten; wenn Sie sich selbst zu Aggressionen, Gewalt und Kurzschlußhandlungen hinreißen lassen; wenn Sie Ihrem Angehörigen ständiges Versagen, Unfähigkeit zum Aufhören, Minderwertigkeit und Impotenz vorwerfen – dann lassen Sie ihm keine Chance, sich zu ändern, sondern Sie machen das Trinken notwendiger.

Vergeuden Sie also Ihre Kraft, die Sie um so nötiger haben, je enger Sie mit dem Abhängigen zusammenleben, nicht durch unsinnige und oftmals schädliche Verhaltensweisen.

Je gesünder und normaler Sie sich selbst verhalten, desto eher kann es passieren, daß dem Betroffenen selbst das Anormale seines eigenen Verhaltens auffällt. (Sie können dabei sicher sein: Er wird, bewußt oder unbewußt, alles tun, um Sie zu einem Verhalten zu bringen, das sein eigenes normal erscheinen läßt.)

Einige geradezu typische Fehlverhaltensweisen von Angehörigen seien hier aufgezählt:

Es hat keinen Sinn, Alkohol zu verstecken, zu vernichten, einzuteilen, auszuschütten. Wenn Sie den Betroffenen nicht lebenslang im Keller anketten wollen, wird er, was immer Sie auch tun, früher oder später wieder an Alkohol kommen, und ein alkoholfreier Abend, eine halbe Flasche Schnaps mehr oder weniger machen an der Abhängigkeit gar nichts.

Lassen Sie es sein, sich wie ein Irrer ständig neue Vergnügungen, Ablenkungen, Aufgaben und Hobbys für den Abhängigen auszudenken, um ihn von seinem gewohnten Gang zur Kneipe abzubringen oder ihn in neue, »bessere« Gesellschaft zu bringen. Wer trinken will, trinkt, wo auch immer.

Versuchen Sie, darauf zu achten, daß Ihr eigenes Trinkverhalten normal ist. (Wenn Sie selbst abhängig sein sollten: Kümmern Sie sich nur noch um sich selbst!) Wenn Ihr Trinkverhalten normal ist, dann trinken Sie Alkohol, wenn Sie dazu Lust haben, und Sie trinken keinen Alkohol, wenn Sie keine Lust haben. Hoffen Sie unter gar keinen Umständen, daß Ihr Trinken oder Nichttrinken irgendeinen Einfluß auf die Abhängigkeit Ihres Partners und auf sein Trinkverhalten hat. Lassen Sie sich unter gar keinen Umständen dazu verleiten, aus Gefälligkeit mit dem Betroffenen mitzutrinken.

»Ich brauch' dann nicht so viel zu trinken!« behauptet der Abhängige oft, und vielleicht hat er Ihnen das schon ein paarmal tatsächlich bewiesen. Das mag vorübergehend so sein – an der Abhängigkeit ändert sich nichts, und der Kranke hat auf kindische, anormale Weise Zwang auf Ihr Tun und Lassen – gegen Ihren Willen! – ausgeübt. Was immer Sie tun – Sie werden den Alkoholkranken nicht zu einem bestimmten Verhalten zwingen können, nur in bestimmten Situationen zu trinken, bestimmte Gesellschaften zu meiden, zur Arbeit zu gehen, auf sein Aussehen zu achten, seine Rechnungen zu bezahlen. Weil er für solche Dinge im übrigen selbst verantwortlich ist, sollten Sie ihm diese Verantwortlichkeit lassen – das Anormale seines Verhaltens kann ihm eigentlich so nur um so eher auffallen.

Lassen Sie die Hände von Medikamenten, die eine Alkohol-unverträglichkeit erzeugen. Der Betroffene wird, wenn Sie ihm solche Medikamente heimlich geben, vielleicht einmal erleben, daß er nach Alkoholgenuß erbrechen muß, daß sein Kreislauf rast, daß er Erstickungsgefühle bekommt. Abgesehen davon, daß er solche Gefühle auch oft genug allein vom Alkoholgenuß hat – eine einmalige, überschießende Abwehrreaktion des Körpers gegen Alkohol verhindert nicht das Weitertrinken, wenn kein Medikamenteneinfluß mehr besteht. (Außerdem kann man Antabus »kaputtsaufen« – es wirkt dann nicht mehr).

Im übrigen könnten Sie den, dem Sie helfen wollen, mit solchen Medikamenten töten – und das wäre strafbar, denn im Beipackzettel steht die Gefährlichkeit dieser Medikamente klar und deutlich beschrieben.

Verzichten Sie darauf, dem Alkoholkranken Vorwürfe zu machen. (Oder schimpfen Sie mit Ihrem Onkel, wenn er wieder mal Herzrhythmusstörungen hat? Verbitten Sie sich energisch das Husten und Räuspern des lungenkrebskranken Nachbarn?) Schuldgefühle wegen seines Trinkens hat er im allgemeinen schon selbst genug, auch wenn er es Ihnen nicht sagt.

Grundsätzlich kann alles, was Sie im Zorn, aus Enttäuschung und Verzweiflung sagen und tun, die Lage nur verschlimmern. Handeln Sie deshalb im Angesicht der Alkoholkrankheit so realistisch, wie es eben möglich ist. Sprechen Sie vor allem keine Drohungen aus, die Sie gar nicht wahrmachen wollen. Hegen Sie keinerlei Hoffnungen, daß besonders großmütige Akte des Verzeihens, Vergebens und Einlenkens von Ihrer Seite nach einem erbitterten Streit irgendeinen dauerhaften Einfluß auf das Trinkverhalten Ihres Partners haben.

Und wenn Sie auch schon beim Anwalt waren und die Scheidungsklage nun zurückziehen, weil Ihr Partner Ihnen versprochen hat, nun endgültig nicht mehr zu trinken – halten wird er das nicht können, und daß er es nicht kann, ist nicht einmal seine Schuld. Hier müssen Sie im Zweifelsfall einfach die realistischen Konsequenzen ziehen: Ähnlich, wie das Zusammenleben mit schwerst pflegebedürftigen oder todkranken Angehörigen oftmals so vernichtend für die Angehörigen sein kann, daß bei der Frage, wer seelisch überleben soll, nur die Alternative »Heimpflege« bleibt – ähnlich könnte es sein, daß Sie die schwere Krankheit Ihres Partners, sein Elend und seine Hoffnungslosigkeit anerkennen – und ihn trotzdem, um Ihrer selbst willen, verlassen müssen.

Solche Entscheidungen sollten Sie aber in realistischer Einschätzung Ihrer Lage treffen – und nicht als Kurzschlußhandlung in Wut, Enttäuschung und Verzweiflung über irgendeinen Exzeß.

Daß Sie auf Handlungen, die Folge negativer Gefühle sind, so weit wie möglich verzichten sollten, bedeutet nun nicht, daß Sie zu einem Übermenschen werden sollen, der durch völlige Kontrolle seiner Gefühle, durch eine unantastbare Moral und durch ständig wohlüberlegte Handlungen dem Süchtigen als Beispiel dienen soll, sich über sein eigenes Leben Gedanken zu machen.

Versuchen Sie aber, immer den gesunden Menschenverstand zu wahren und sich durch den Alkoholkranken nicht zu Verhaltensweisen bringen zu lassen, die weit unter Ihrem normalen moralischen Standard und unter Ihrer persönlichen Reife liegen.

Wenn Sie sich bemühen, Fehlverhaltensweisen im Umgang mit dem Abhängigen zu vermeiden, bleibt Ihnen schon eine Menge zu tun. Vor allem in den Bereichen, wo Ihre eigenen Gefühle betroffen sind, wird es Ihnen sicher schwerfallen, auf die eine oder andere unsinnige oder gar schädliche Verhaltensweise zu verzichten.

Um dem Abhängigen wirklich helfen zu können, bleibt Ihnen also nichts anderes übrig, als an sich selbst etwas zu tun: Zu allererst sollten Sie sich, um sich besser mit dem Krankheitsbegriff auseinandersetzen zu können, mehr Wissen über Suchtmittel und ihre Wirkungen verschaffen. Nur fachliche Information kann die Voraussetzung dafür sein, als Nichtabhängiger den Alkoholismus als Krankheit akzeptieren zu können.

Ihre veränderte Einstellung sollten Sie versuchen, nach außen hin zum Ausdruck zu bringen (das fällt manchen unheimlich schwer): Hören Sie auf, über Trinkerwitze zu lachen; vermeiden Sie verharmlosende und bagatellisierende Gespräche über Alkohol, und zeigen Sie in Gesprächen – ohne konkret auf einen bestimmten Fall bezogen – Verständnis für Abhängigkeitserkrankungen – das schließt Verständnis für die Konsumenten »harter« Drogen ein (denn der Alkoholiker ist kein Edelsüchtiger).

Verzichten Sie auf die Illusion, der eine Angehörige unter Zehntausenden zu sein, der es im Alleingang schafft, einen Alkoholabhängigen von der Flasche wegzubekommen!
Genauso wie der Alkoholiker, brauchen auch Sie für Ihr Vorhaben fachliche Hilfe. Es wurde deshalb vorhin schon gesagt, daß sich das Angebot aller Suchtberatungsstellen und der allermeisten Selbsthilfegruppen auch an die Angehörigen wendet.

Hier finden Sie eine Gruppe Gleichbetroffener – Sie brauchen sich nicht (wie viele es tun) über den Alkoholismusfall in Ihrer Umgebung zu schämen. Sie können aus den Erfahrungen anderer profitieren – auf der einen Seite für Ihr eigenes Leben, indem Sie lernen, mit Ihren Gefühlen besser umzugehen, auf der anderen Seite auch für den Alkoholabhängigen. Alles, was Sie unternehmen wollen, bekommt mehr Hand und Fuß, wenn Sie Ihre Pläne, Ihre Wünsche und Ihre Hoffnungen mit einem Suchtberater oder in einer Selbsthilfegruppe besprochen haben. Falsche Illusionen werden Ihnen rechtzeitig genommen, realistische Handlungsansätze werden verstärkt, Sie erfahren vielleicht Hinweise, Tips und Ratschläge, auf die Sie nie im Leben gekommen wären.

Den täglichen Umgang mit dem Alkoholabhängigen werden Sie ruhiger und gelassener angehen können. Was auch passiert, Sie wissen, daß Sie in der Suchtberatung oder in der Selbsthilfegruppe Ansprechpartner haben. Vermutlich werden Sie nach einiger Zeit fähig werden, mit dem Abhängigen in angemessener Weise über seine Krankheit sprechen zu können, dann, wenn er dazu bereit ist und es will, dann, wenn er nüchtern ist – und nicht in Ärger, Zorn und nervöser Spannung beim Trinken.

Etwas, was im Alleingang unmöglich ist, werden Sie mit Hilfe von Beratung und Selbsthilfe schaffen können: den Trinker wie einen Erwachsenen zu behandeln, den Sie nicht aufgrund seiner Krankheit verurteilen und verachten, sondern dem Sie gestatten können, seinen eigenen Weg zur Genesung zu finden – mit seinen eigenen Fehlern, Irrtümern, Versäumnissen und Schädigungen. Sie werden das, je länger Sie Beratung und Selbsthilfe in Anspruch nehmen, um so besser können, weil Sie im Laufe der Zeit mehr und mehr bei anderen beobachten, wie auch sogenannte »hoffnungslose« Fälle ihren Weg weg vom Alkohol finden, weil Sie Irrtümer und Fehler als notwendige Lernschritte akzeptieren lernen und weil Sie es schaffen, dem Alkoholismusproblem in Ihrer Umgebung nicht mehr die übermäßige Bedeutung zuzugestehen, die es – als nur ein Problem unter vielen anderen – in Wahrheit nicht haben muß.

Aus der Erfahrung vieler Selbsthilfegruppen ergibt sich, daß die größten Chancen, rechtzeitig und relativ früh aus dem zwangsläufigen Ablauf des Alkoholismus auszusteigen, diejenigen Alkoholiker haben, deren Angehörige ihnen ein hohes Maß an Liebe, Verständnis, Wertschätzung und vor allem Ermutigung (»Du schaffst es, ich vertraue dir«) entgegenbringen – und im übrigen ihr eigenes Leben so unabhängig vom Trinken des Süchtigen leben wie nur irgend möglich.

Nur wenn Sie sich – bei aller Liebe, die Sie ihrem Angehörigen entgegenbringen – frei machen von seinen kranken Ansprüchen, Vorstellungen und Hoffnungen, nur dann wird ihm der Krankheitscharakter seines Lebens überhaupt bewußt werden können. Nur wenn er Fehler – meist schwere Fehler! – machen kann, bricht das »Lügensystem« zusammen, das ihn ansonsten jahrelang an die Illusion klammern läßt, sein Trinken sei normal – wie das jedes anderen.

Die Abkehr vom abhängigen Trinken erfolgt in aller Regel nicht durch Einsicht – Sie können so lange argumentieren, wie Sie wollen –, sondern durch konkrete Erfahrungen und Erlebnisse.

Konkretes Wissen über Alkoholismus kann dabei auch für den Betroffenen eine große Hilfe sein. Wer sich informiert hat, der kann sich nicht mehr so lange wie andere um wesentliche Eingeständnisse herumlügen. Geben Sie also dem Betroffenen ruhig Informationsmaterial und Broschüren oder auch dieses Buch – aber fordern oder verlangen Sie nicht, sondern hoffen Sie nur, daß er es liest.

Der Alkoholiker *muß* erfahren, daß er absackt; *er muß* erleben, daß er die Konsequenzen seines krankhaften Trinkens nicht mehr länger für sich akzeptieren kann; er *muß* zu dem Punkt kommen, an dem er unfähig wird, nicht nur andere über sein Trinkverhalten zu belügen, sondern auch sich selbst.

Diesen Prozeß können Sie vorantreiben, indem Sie Ihr Leben selbständig, unabhängig vom Kranken gestalten; indem Sie bestimmte Vorgehensweisen mit dem Suchtberater absprechen (das kann zum Beispiel bei abhängigen erwachsenen Kindern der Entzug von Geld und Unterkunft sein; beim Ehepartner könnte es, neben vielen anderen Möglichkeiten, die Weigerung sein, mit ihm noch irgendwie an die Öffentlichkeit zu gehen); und vor allem, indem Sie für sich selbst etwas tun, denn je vernünftiger und gesünder Sie sind, desto besser und angemessener können Sie auf die Erkrankung Ihres Angehörigen reagieren, desto deutlicher wird ihm seine Erkrankung im Laufe der Zeit werden können.

Vielleicht haben Sie das Glück, daß Ihr Angehöriger eines Tages selbst nicht mehr will, daß er seines Trinkens überdrüssig wird und er weg vom Alkohol will. Achten Sie dann darauf, daß Sie weiterhin nicht Verantwortungen und Handlungen, die der Betroffene selbst zu tragen hat, ihm – gutgemeint, aber schädlich – abnehmen! Die ersten Schritte hin zur Selbsthilfe, zur Suchtberatung, zum Arzt muß der Betroffene selbst machen.

Wenn er dabei andere Wege geht, als Sie sich das vorstellen, ist das nur sein gutes Recht. Niemand kann oder sollte den Alkoholkranken zwingen oder ihm nahelegen, genau die gleiche Suchtberatung und die gleiche Selbsthilfegruppe aufzusuchen, wie es seine Angehörigen tun. Wenn Sie sich als Angehöriger bei Al-Anon wohl fühlen, können Sie dem Abhängigen keinen Strick daraus drehen, wenn er zum Kreuzbund, zu den Guttemplern oder zu den Freundeskreisen geht.

Wenn Sie es sich als schön, entlastend und hilfreich vorstellen, daß Ihr Angehöriger sich einmal für ein paar Wochen einer Entziehungskur unterzieht, dann braucht er noch lange nicht dieser Meinung zu sein – und er hat mehr als recht damit, seine eigenen Wege auszuprobieren.

Entscheidend ist, daß Sie ihn in seinem Willen unterstützen und ihn ermutigen: »Du schaffst es – mach es wie du willst, die Hauptsache ist, du wirst nüchtern.«

Rechnen Sie auf alle Fälle damit, daß Ihr Angehöriger sich verändert – und durchaus auch in Richtungen, die Ihnen nicht passen werden. Es ist eine Illusion anzunehmen, daß jemand trocken und nüchtern lebt und dabei ganz der alte bleibt. »Ich wollte, daß meine Frau nüchtern wird. Aber ich wollte, daß sie nüchtern sein sollte, so wie ich es mir vorstellte. Diese neue, freimütige Frau war nicht mehr das scheue, anschmiegsame Wesen, das ich einst geheiratet hatte.«[*]

Ähnliche Erfahrungen werden Sie auch machen. Sie werden erleben, daß der ehemals Suchtkranke oft einen ganz erheblichen Teil seiner Freizeit in die Arbeit mit der Selbsthilfegruppe oder Suchtberatung steckt.

Wenn Sie hoffen, von einem trockenen Angehörigen zeitlich mehr zu haben als von dem, der trinkt, unterliegen Sie wahrscheinlich einem Irrtum. Machen Sie sich deshalb immer wieder einmal klar, daß die Men-

---

[*] Leben mit der Nüchternheit. Al-Anon-Familiengruppen, ohne Ort, 1982.

schen in der Suchtberatung und in der Selbsthilfegruppe vermutlich die einzigen sind, die Ihrem Angehörigen helfen können. Die Zeit, die er dort investiert, investiert er in sein Überleben als gesunder Mensch. Genausowenig, wie Angehörige eines Dialysepatienten Grund zur Eifersucht auf das Pflegepersonal haben, das dreimal wöchentlich die Blutwäsche durchführt, genausowenig haben Sie Anlaß, auf die Personen eifersüchtig zu sein, die Ihrem Angehörigen entscheidende Hilfen geben – selbst wenn Sie sich dabei ausgeschlossen fühlen. (Vielleicht haben Sie ja auch Glück, und Ihr Angehöriger schließt sich der gleichen Organisation an, die Sie selbst als Hilfe benötigen.)

Sie sollten im übrigen wissen, daß sich mit dem Trockenwerden nicht alles ändert. Welche komplizierten Wege der Abhängige geht, bis er seine Gefühle und sein Verhalten angemessen regeln kann, haben Sie schon gelesen.

Bei Ihnen wird es ähnlich sein: Nach den ersten »Flitterwochen« im nüchternen Zustand haben Sie sich mit alten Gefühlen, Vorurteilen, mit Groll, Enttäuschung aus vergangener Zeit und eventuell mit Haß auseinanderzusetzen. Vielleicht bemerken Sie, was Ihnen jetzt unvorstellbar erscheint, daß das Zusammenleben mit dem trockenen Alkoholiker schwieriger und enttäuschender wird als das Zusammenleben mit dem nassen. Möglicherweise bekommen Sie das Gefühl, Ihr Selbstvertrauen zu verlieren. Das könnte besonders dann der Fall sein, wenn Sie zur Zeit viel Lob dafür bekommen, bei Ihrem schwierigen, gestörten und kranken Partner auszuhalten.

Vielleicht bekommen Sie gründliche Gefühle der Langeweile und Depression. Das könnte besonders dann eintreten, wenn Sie zur Zeit für Ihren abhängigen Angehörigen viel Zeit und Mühe aufwenden müssen.

Vielleicht bemerken Sie plötzlich, daß Sie sich weiterhin ärgern, wütend und verzweifelt sind – aber daß Sie gar keinen äußeren Anlaß mehr haben. Der Alkoholiker als Anlaß für alltägliche Wut fällt weg, und man steht plötzlich vor der Erkenntnis, daß man keinen Sündenbock mehr hat, sondern sich mit seinen negativen Gefühlen selbst auseinandersetzen muß.

Richten Sie sich auf alle Fälle auf eine Vielzahl unvorhersehbarer Änderungen und auf eine Menge negativer Gefühle ein! Sie kommen zwangsläufig, und weil das so ist, haben Sie auch weit über den Moment hinaus, an dem Ihr Angehöriger nicht mehr trinkt, die Selbsthilfegruppe nötig. Trotz aller Schwierigkeiten kann auch für Sie als Angehöriger eines Alkoholkranken die Krankheit Alkoholismus zu einer echten Lebenschance werden – selbst wenn der Betroffene nicht mitzieht. Wie jede schwere Krankheit, die in unserer Umgebung auftritt, die uns zur Beteiligung, zu Mitgefühl und Mitverantwortung zwingt, kann auch Alkoholismus zu einem Prüfstein für Lebensbewährung werden – zu einem Anlaß, an dem man entweder scheitern oder aber weit über die normalen Möglichkeiten hinaus menschlich wachsen kann.

Sie können Ihren Angehörigen nicht zu einem trockenen und glücklichen Leben zwingen – hier sind Sie, wie der Betroffene selbst, machtlos gegenüber dem Alkohol. Sie können aber, mit Hilfe von Suchtberatung und Selbsthilfegruppen, ein weitgehend unabhängiges und vom nassen Alkoholiker unbeeinflußtes Leben führen. Wenn Ihnen das gelingt und wenn Sie sich auch im übrigen, nach den Ratschlägen von ebenfalls Betroffenen, im Umgang mit dem trinkenden Alkoholiker richtig und angemessen verhalten, besteht eine gute Chance, seinen Selbsterkenntnisprozeß voranzutreiben und ihn seinen persönlichen Tiefpunkt recht früh erleben zu lassen.

Es lohnt sich, in die Veränderung eigener Verhaltensweise und Gefühle viel Zeit und Arbeit zu investieren. Vielleicht gilt, übertragen auf Ihre persönliche Situation, auch einmal das, was Teßmann über Ehepartner schreibt, von denen einer früher alkoholabhängig war: »Dadurch, daß beide Ehepartner aus der Notwendigkeit, die die Krankheit mit sich brachte, gelernt haben, ihr vielfaches Fehlverhalten selbstkritisch zu sehen und zu kontrollieren, wurde beiden die Möglichkeit eröffnet, in einem bewußten Leben im Heute zu einer vertieften und harmonischen menschlichen Partnerschaft zu finden, wie man sie bei Menschen, die nie eine an die Existenz rührende Not erlebt und gemeinsam überstanden haben, oft vergeblich sucht.«[*]

Niemand verspricht Ihnen, daß Ihnen das gelingen wird. Niemand kann Ihnen versichern, daß der Weg dahin leicht und ohne Schwierigkeiten verläuft.

Aber Sie haben eine gute Chance, und Sie haben, wo Sie auch wohnen, das Angebot qualifizierter Hilfe. Was Sie daraus machen, liegt nur an Ihnen selbst.

---

[*] Teßmann, Rüdiger: Die Süchtigen unter uns. Berlin 1973.

Adressen, Anlaufstellen, Informationsmaterial

A. Selbsthilfegruppen

Wenn Sie über die Telefonseelsorge, über das Gesundheitsamt, über die örtliche Presse oder über Ihren Arzt keine Hinweise auf Selbsthilfegruppen in Ihrer Umgebung erhalten, dann schreiben Sie (oder telefonieren Sie) die jeweiligen Zentralstellen der Selbsthilfeorganisationen an, die Ihnen prompt und bereitwillig die nächstliegenden Kontaktstellen nennen.

Ausschließlich für Alkoholiker:

Anonyme Alkoholiker (AA)
Interessengemeinschaft e. V.
Postfach 460227
80910 München
Tel. 089/3164343

Ausschließlich für Familienangehörige:

AL-Anon-Familiengruppen
Zentrales Dienstbüro
45128 Emilienstraße 4
Tel. 0201/773007

Die Alateen-Selbsthilfegruppen für Kinder und jugendliche Angehörige von Alkoholikern sind ebenfalls über die AL-Anon-Familiengruppen zu erfragen.

Für Betroffene und ihre Angehörigen:

Blaues Kreuz in Deutschland e. V.
Freiligrathstraße 27
42289 Wuppertal
Tel. 0202/620030

Blaues Kreuz in der Evangelischen Kirche
Bundesverband e. V.
Dieterichstraße 17 a
30159 Hannover
Tel. 0511/3631815

Bundesarbeitsgemeinschaft der Freundeskreise für Suchtkrankenhilfe in Deutschland e. V.
– Selbsthilfeorganisation –
Kurt-Schumacher-Straße 2
34117 Kassel
Tel. 0561/780413

Kreuzbund e. V.
-Selbsthilfe- und Helfergemeinschaft für Suchtkranke und deren Angehörige –
Münsterstraße 25
59065 Hamm
Tel. 02381/672720

Deutscher Guttempler-Orden e. V.
Adenauerallee 45
20097 Hamburg
Tel. 040/245880

B. Suchtberatungsstellen freier Träger

Die vier größten freien Träger, die Suchtberatungsstellen anbieten, sind:

– Deutscher Paritätischer Wohlfahrtsverband e. V.
– Arbeiterwohlfahrt
– Diakonisches Werk der Evangelischen Kirche
– Deutscher Caritas-Verband e. V.

Ob der entsprechende Verband in Ihrer Wohnortnähe Suchtberatung anbietet, erfahren Sie am besten, wenn Sie im Telefonbuch die Nummer auf örtlicher Ebene heraussuchen und sich dort informieren.
Verbandsübergreifend erhalten Sie Informationen über Selbsthilfegruppen und Beratungsstellen in Ihrer Nähe durch die:

Deutsche Hauptstelle gegen Suchtgefahren
Postfach 1369
59003 Hamm
Tel. 02381/90150

C. Bücher, Broschüren, Zeitschriften

Mit Literatur über Alkohol und Alkoholismus können Sie sich reichlich eindecken. Ob das sinnvoll ist, ist eine andere Frage. Durch Lesen allein ist noch niemand trocken geworden. Wichtig ist, daß Sie alles, was Sie lesen, unter dem Gesichtspunkt betrachten sollten, was Sie für sich persönlich auf Ihrem Weg weg vom Alkohol davon benutzen können. Natürlich finden Sie aber auch, falls Sie insgeheim weitertrinken wollen, in der Fülle von Büchern genug Argumente und Entschuldigungen fürs Weitertrinken.

Jeweils umfangreiche Literaturlisten, die oft auch nicht verbandsverbundene Bücher einschließen, erhalten Sie kostenlos von den oben genannten Verbänden, denen oft auch Verlage angeschlossen sind.

Alle Verbände geben Monats- oder Zweimonatsschriften heraus, von denen Sie Probeexemplare anfordern können. Eine realistische Meinung über die tatsächliche Arbeit in den einzelnen Selbsthilfegruppen können Sie sich aber niemals aus diesen Zeitschriften bilden, sondern nur durch regelmäßigen Gruppenbesuch.

Alle Adressen nach Angaben der Verbände (ohne Gewähr).

Stand: September 1994.

Literatur

Die folgenden fünf Veröffentlichungen haben, neben vielen anderen, mein Buch durch ihre Sicht und Darstellung des Problemkreises Alkoholismus besonders beeinflußt:

Anonyme Alkoholiker (Hrsg.): Trocken bleiben – nüchtern leben, München 1982 (AA-Literaturversand)

AL-Anon-Familiengruppen (Hrsg): Leben mit einem Alkoholiker, ohne Ort (AL-Anon-Literaturversand)

Harsch, Helmut: Alkoholismus. Schritte zur Hilfe, München 1980

Herhaus, Ernst: Kapitulation. Aufgang einer Krankheit, München 1980

Teßmann, Rüdiger: Die Süchtigen unter uns, Berlin 1973

ECON RATGEBER

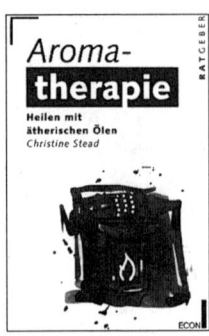

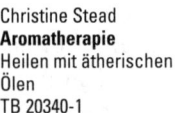

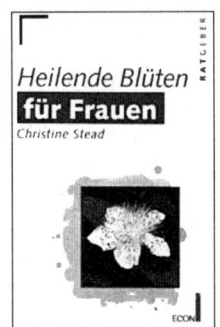

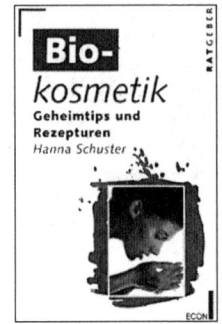

Christine Stead
Aromatherapie
Heilen mit ätherischen
Ölen
TB 20340-1

Die Aromatherapie ist
eine Heilkunst, die
ätherische Öle von
verschiedenen Pflanzen
einsetzt, um die Ge-
sundheit des Körpers und
der Seele zu fördern. Die
Autorin erläutert die
Eigenschaften und Ein-
satzmöglichkeiten von
ätherischen Ölen, gibt
Ratschläge für Massagen
und schlägt verschiedene
Ölmischungen für häufig
vorkommende Beschwer-
den vor.

Christine Stead
**Heilende Blüten für
Frauen**
TB 20521-8

Natürlich ist die Blüten-
therapie nicht nur für
Frauen geeignet. Doch in
diesem Buch geht es
ausschließlich um Krank-
heiten und die Bedürf-
nisse von Frauen. So
erläutert Christine Stead
ausführlich den Gebrauch
der Blütenessenzen bei
Menstruationsbeschwer-
den, in der Schwanger-
schaft, in den Wechsel-
jahren, aber auch bei
typisch weiblichen
Alltagsbeschwerden.

Hanna Schuster
Biokosmetik
Geheimtips und
Rezepturen
TB 20498-X

Seit über 40 Jahren sam-
melt Hanna Schuster
Erfahrungen im Bereich
Naturkosmetik – selbst
Filmstars und Prominente
wie Jil Sander schwören
auf ihre Produkte. In
diesem Buch bietet die
Autorin einen kompletten
Leitfaden zur kosme-
tischen Selbstbehandlung
– hochwertige Cremes
und Lotionen können
nach Rezept problemlos
hergestellt werden.

ECON TASCHENBÜCHER

ECON

R 004

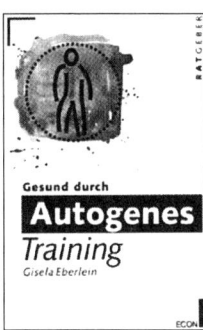

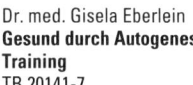

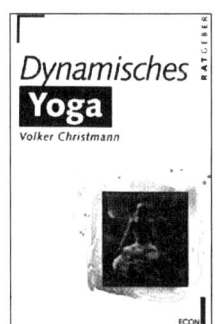

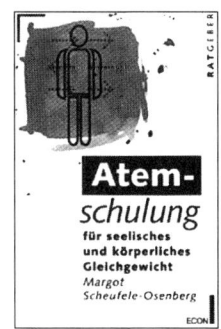

Dr. med. Gisela Eberlein
Gesund durch Autogenes Training
TB 20141-7

Alltagsstreß, nervöse Störungen an Herz, Kreislauf, Magen und Darm können durch Autogenes Training behoben werden. Auch bei Schlafstörungen, depressiven Verstimmungen und Angstzuständen hilft Autogenes Training. Die Autorin zeigt anhand von eindrucksvollen Beispielen, welche Erfolge sie mit Autogenem Training erzielte, und sie gibt konkrete Anleitungen, wie es von jedem selbst angewandt werden kann. Dr. med. Gisela Eberlein unterrichtete in eigener Praxis Autogenes Training und war als Leiterin von Kursen und Seminaren tätig.

Volker Christmann
Dynamisches Yoga
TB 20493-9

In diesem Buch werden nicht nur die meditativen Körperübungen beschrieben, sondern auch die Herkunft und kulturelle Hintergründe des Yoga dokumentiert. Auf seiner Reise durch Indien sammelte der Autor viele Eindrücke, die er mit eindrucksvollen Fotos zu diesem atmosphärischen Bericht verdichtete.

Margot Scheufele-Osenberg
Atemschulung für seelisches und körperliches Gleichgewicht
TB 20223-5

Atmen müssen wir alle. Aber atmen wir auch richtig? Margot Scheufele-Osenberg, seit über 30 Jahren Leiterin einer Schule für Atemtraining und Sprechtechnik, erklärt Atemhilfen und Atemübungen, die nicht nur für Sänger, Schauspieler und Redner lebenswichtig sind, sondern für jeden Menschen, der im Einklang mit sich selbst leben möchte.

ECON TASCHENBÜCHER

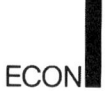

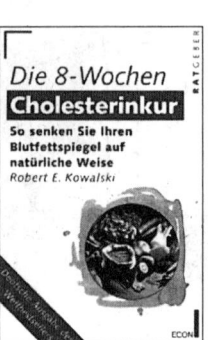
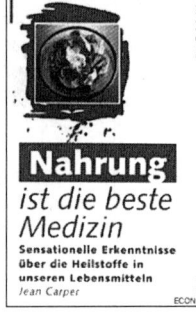
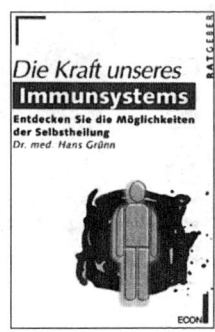

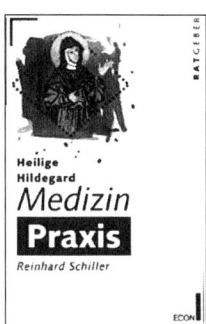
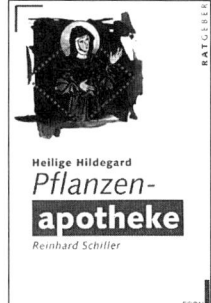
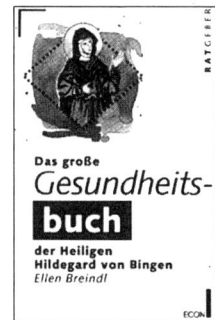
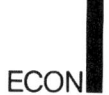